AF495968

DES

FIÈVRES INTERMITTENTES

ET RÉMITTENTES.

a

DE L'IMPRIMERIE DE CRAPELET.

DES FIÈVRES INTERMITTENTES ET RÉMITTENTES,

PAR A. P. WILSON PHILIP, M. D. F. N. S. ED.

MEMBRE ASSOCIÉ DU COLLÉGE ROYAL DES MÉDECINS D'ÉDIMBOURG, MÉDECIN DE L'HÔPITAL DE WORCESTER, etc.

OUVRAGE TRADUIT DE L'ANGLAIS

Sur la Troisième et dernière Édition, avec un Discours préliminaire et des Notes,

PAR J. B. D. LÉTU, DOCTEUR-MÉDECIN.

> Que de jeunes médecins eussent mieux servi leur art en s'occupant à traduire, au lieu de risquer leur gloire par des productions irréfléchies et prématurées !
>
> J. L. ALIBERT, *Traduction des Pertes de Sang*, par PASTA, page 4.

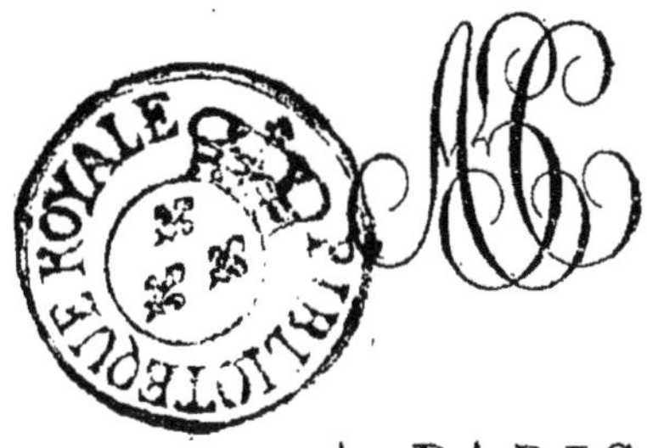

A PARIS,

CHEZ CROULLEBOIS, LIBRAIRE DE LA SOCIÉTÉ DE MÉDECINE, RUE DES MATHURINS, N° 17.

1819.

A MONSIEUR

C. F. V. G. PRUNELLE,

PROFESSEUR DE MÉDECINE LÉGALE ET D'HISTOIRE DE LA MÉDECINE A LA FACULTÉ DE MÉDECINE DE MONTPELLIER, etc. etc. etc.

J. B. D. LETU, D. M. M.

AVANT-PROPOS

DU TRADUCTEUR.

J'AVOIS traduit le Traité de Médecine pratique du docteur Wilson Philip, de concert avec mon ami le docteur Marchant (1). Nous avions été conduits à entreprendre cette Traduction par la réputation dont jouit cet ouvrage en Angleterre, où il a eu trois éditions, par celle dont il jouit aussi en Allemagne depuis qu'il a été traduit par M. Topelmann, de Leipsick, et par les conseils de M. le professeur Prunelle. On peut voir, par la lettre ci-après que M. Wilson Philip m'a fait l'honneur de m'adresser, que son Traité a obtenu en Amérique un succès tel, qu'il est mis aujourd'hui dans ce pays au-dessus des *Élémens de Médecine pratique* du docteur Cullen. Nous avions pensé que ces titres honorables étoient de sûrs garans du succès du notre entreprise,

---

(1) M. Marchant est dans ce moment à Londres, où il termine, sous les yeux de l'auteur, la Traduction de l'excellent *Traité sur les Maladies des Articulations*, par M. Brodie.

nous n'avions pas réfléchi que, débutant tous les deux dans la carrière, ce n'étoit pas par un ouvrage de quatre volumes de 500 pages chacun que nous devions y entrer; aussi il s'est présenté un si grand nombre de difficultés, qu'il a fallu se restreindre à une publication partielle, avec l'intention, si cette première partie est goûtée, de donner bientôt les autres.

Les auteurs de médecine se plaignent journellement du peu de matériaux que nous avons sur les fièvres intermittentes et rémittentes; comme elles forment précisément le commencement du premier volume que j'ai traduit pour ma part, j'ai cru que la publication de cette partie de mon travail auroit le double avantage et de faire connoître l'état de la médecine en Angleterre sur ces affections, et de faire en même temps pressentir la manière dont notre auteur a conçu l'ensemble de la médecine. Les praticiens françois y puiseront peut-être quelques vues utiles; c'est le seul but auquel j'ai aspiré, et la seule récompense que j'ambitionne.

Worcester, march 1, 1819.

SIR,

I was fawoured with your of the 17 of february. I take the liberty of writing in english as you are so well acquainted with it, and I am not in the habit of writing in french. I consider you, Sir, and doctor Marchant, as paying my Treatise a very high compliment. If you can arrange it, I should like the part on intermittent Fever to be followed by that on continued fever, soon as the subjects are so intimately connected. Doctor Marchant was so good as to transmit to you part of my *Inquiry into the vital functions* which forms the only addition, which I can make to what is said of simple fever in my Treatise, as it appears in the 3[d] edition, from wich I am glad to find your translation has been made. The work has meet with great success in America. It is some years since the professor of the Practice of medicine of Philadelphia inserted it among the books necessary to the study of medicine. Under the head practice the first book which is mentionned is *doctor Cullen's Practice of medicine*, the second my *Treatise on febrile Diseases*, and I have learned through a son of one of the professors of the above University, that it is almost the only book on those diseases generally studied in America. If after I have seen a copy of the translation I can make any observations on it, which will be useful to you in future, I shall be happy to transmit them to you. I would say of my practice in fevers in general, that I use bloodletting rather more freely than when the above edition of my Treatise was published, and wine quite and cautiously.

I have the honour to remember,

Sir,

Your faithful and humble servant,

A. P. WILSON PHILIP.

Worcester, 1er mars 1819.

MONSIEUR,

J'ai reçu la lettre que vous m'avez fait l'honneur de m'adresser le 17 février. Je prends la liberté de vous écrire en anglois, parce que vous êtes familiarisé avec cette langue, et que je n'ai pas l'habitude d'écrire en françois. Je pense que vous, monsieur, ainsi que le docteur Marchant, avez distingué mon ouvrage d'une manière très-flatteuse pour moi. Je désirerois que la partie des Fièvres intermittentes fût bientôt suivie de celle des continues; car ces deux sujets sont intimement liés. Le docteur Marchant a eu la bonté de vous transmettre la partie de mes *Recherches sur les Fonctions vitales*, qui forme la seule addition que je puisse faire à ce que j'ai dit de la simple fièvre dans mon Traité, comme vous le verrez dans la troisième édition, sur laquelle je suis bien aise que vous ayez fait votre Traduction. Cet ouvrage a obtenu un grand succès en Amérique. Il y a déjà quelques années que le professeur de *Médecine pratique* de Philadelphie, le mit au nombre des livres nécessaires à l'étude de la médecine. Le premier ouvrage de pratique qu'il recommandoit, étoit celui du docteur Cullen, et le second mon *Traité sur les Maladies fébriles.* J'ai appris depuis, par le fils d'un des professeurs de cette Université, que c'est presque le seul livre qu'on étudie généralement en Amérique sur ces maladies. Si, après que j'aurai reçu un exemplaire de votre Traduction, je puis faire à son sujet quelques observations qui puissent vous être utiles pour la suite, je me trouverai heureux de vous les communiquer. Je vous dirai de ma pratique dans les fièvres en général, que je prescris les saignées plus libéralement que lorsque je publiai l'édition de mon Traité, et que j'ordonne le vin avec autant de réserve.

J'ai l'honneur d'être,

Monsieur,

Votre dévoué et humble serviteur,

A. P. WILSON PHILIP.

DISCOURS PRÉLIMINAIRE
DU TRADUCTEUR.

> Necessarium ergo est incidere corpora mortuorum, eorumque viscera atque intestina scrutari.
>
> Aur. Corn. Celsus, *De Re medicâ*, Liber I.

Une grande question se juge dans ce moment, et tient beaucoup de médecins dans le doute; des praticiens célèbres, qui ont des droits à diriger l'opinion médicale, proclament des principes presque opposés. Toutefois il faut dire que jusqu'ici l'attaque n'a été que d'un côté; on n'a pas répondu, et sans connoître les motifs de cette réserve, nous croyons qu'ils sont dictés par la sagesse. En effet, lorsqu'il ne s'agit de rien moins que de changer une grande partie des principes reçus depuis Hippocrate jusqu'à nous, il est naturel de penser que ce changement ne puisse se faire subitement et comme d'assaut; on répondra plus tard, lorsqu'on aura eu le temps de faire de sérieuses réflexions, de comparer et de discuter les prétentions nouvelles qu'on a avancées, et surtout, nous en faisons ici le vœu, lorsqu'on aura une masse de faits bien observés à présenter; car c'est ainsi qu'on devroit toujours procéder. Nous ne craignons pas d'avancer que si on pouvoit rapprocher les esprits comme on peut rapprocher les faits, et que le temps qu'on perd à se réfuter, on l'employât à faire de nouvelles observations, peut-être il s'en présenteroit bientôt quelqu'une qui seroit décisive, et mettroit fin à tous débats.

Par cet avant-propos le lecteur sent bien déjà que nous voulons parler de la doctrine des fièvres. C'est en effet la grande question qui agite dans ce moment les esprits.

Si nous étions désireux de faire des rapprochemens, nous pourrions remarquer d'abord la singulière conformité qui existe entre ce qui se passe aujourd'hui dans notre art, et ce qui s'y est passé lors de l'apparition de l'école de Brown. Nous pourrions dire que de même qu'à cette époque, on voyoit un auteur recommandable dans les fastes de la médecine, le professeur Cullen, composant un excellent traité de médecine pratique, et le docteur Brown se déclarer son adversaire ; de même nous voyons de nos jours le professeur Pinel, donnant la sixième édition d'un traité dont la réputation est presque Européenne, et le docteur Broussais se déclarer son adversaire; Brown avoit été l'élève de Cullen, le docteur Broussais a été l'élève du professeur Pinel. Il ne manqueroit à ce rapprochement que de voir bientôt la théorie des *irritations* adoptée dans toute l'Europe, ainsi qu'a été adoptée la théorie de l'asthénie. Nous estimons qu'il est très-probable que partout où l'on abuse de l'application des préceptes de Brown, on sera conduit à adopter ceux du docteur Broussais, tout comme dans la suite, si on abuse des préceptes de ce dernier, on reviendra à l'asthénie Brownienne. Mais les véritables médecins, qui ne pratiquent pas par esprit de secte, profiteront des vues saines qu'on trouve plus ou moins répandues dans les ouvrages des deux auteurs dont nous venons de parler. En parcourant les annales de la médecine on est quelquefois surpris de la multiplicité des fausses opinions des médecins tant anciens que modernes. Peut-être ne devroit-on être étonné que de ce qu'au milieu de tant d'extravagances successives, et la plupart du temps si contagieuses, il est possible encore de trouver des esprits assez justes pour ne pas s'écarter de la bonne route.

Toutefois nous serions mal compris si on pensoit que nous avons voulu rapprocher entièrement Brown et le docteur Broussais. A la vérité nous avons montré un point de contact entre leur penchant pour la polémique médicale; mais notre opinion est qu'ils diffèrent beaucoup sous le rapport de l'utilité de leur talent. Brown a émis un grand nombre de préceptes purement théoriques et hypothétiques; *il raisonnoit trop*, si nous pouvons nous servir de cette expression;

le docteur Broussais, au contraire, *raisonne peu*, et base d'ailleurs tous ses raisonnemens sur les connaissances précieuses qu'il a de l'anatomie pathologique, et il faut convenir que cette route est plus sûre à tenir, en évitant cependant d'y vouloir marcher avec trop de confiance.

C'est sans doute à un excès de confiance dont l'auteur de l'excellent *Traité de l'Histoire des Phlegmasies chroniques* ne s'est peut-être pas assez garanti, que nous devons l'ouvrage, ou, pour mieux nous exprimer, le pamphlet qui a pour titre : *Examen de la Doctrine Médicale, etc.* Nous sommes fâchés, et bien d'autres le sont comme nous, que l'oubli des convenances s'y fasse remarquer, et nuise par là aux vérités qu'il renferme. Et que deviendrait la médecine si chaque médecin qui propose une nouvelle doctrine devoit être cru sur parole! Il nous semble que le docteur Broussais aurait gâté sa cause, quand bien même elle eût été d'une évidence et d'une justesse parfaites, par l'intolérance avec laquelle il s'est irrité contre ce qui n'étoit point conforme aux idées qu'il a émises.

Nous regrettons que, sans entrer dans la lice *armé de pied en cap*, M. le professeur Pinel n'ait pas donné dans la sixième édition de sa Nosographie, qu'il vient de faire paraître, sa manière de penser sur ce qui est mis aujourd'hui en question; nous le regrettons d'autant plus que nous y étions particulièrement intéressés par la nature du travail que nous offrons à la science, et que nos foibles moyens ne nous permettent pas de résoudre les nombreuses difficultés que présente un sujet si important. D'ailleurs c'est au temps seul, qui juge en dernier ressort toutes les doctrines, qu'est réservé le soin de juger de quel côté est la vérité dans une matière si essentielle et si difficile.

Après ces préliminaires sur l'état actuel des esprits, occupons-nous de la question elle-même, et sans faire un étalage d'érudition, qui, au reste, ne sert jamais qu'à prouver qu'on a copié plus ou moins bien les auteurs que tous les médecins lisent, entrons en matière.

Ainsi que nous l'avons déjà dit, nous reconnoissons notre insuffisance pour rien décider; nous n'avons pas assez de faits, nous n'avons pas assez vu. Toutefois nous consignons ici notre intention de donner dans quelques années le fruit de nos observations et de nos méditations sur les *fièvres*. Dans la circonstance présente nous nous bornerons à discuter quelques-uns des principes des deux partis qui admettent ou qui nient l'existence des fièvres.

Qu'entend-on par *fièvre*? Y a-t-il des *fièvres essentielles*? Ces dernières sont-elles dues à l'altération des fonctions en général, sans dépendre d'aucune lésion organique locale?

Nous commencerons par définir ce qu'on entend par *fièvre*, et nous parlerons ensuite des *fièvres dites essentielles*.

On rapporte que Boerhaave rassembla avec beaucoup de peine, en les extrayant d'un grand nombre d'auteurs, tous les symptômes qu'il avoit observés dans les fièvres. Il exclut tous ceux qui ne se montroient pas dans toutes, et il fut très-surpris de trouver que le catalogue des symptômes communs à toutes les espèces étoit si court, qu'il se réduisoit aux trois suivans : le frisson, ou, comme on l'a appelé, le *rigor,* le pouls fréquent, et l'augmentation de température; il ajoute qu'on peut encore dire que même aucun de ces symptômes n'accompagne constamment la fièvre. Le frisson est presque toujours restreint à son commencement ou à celui de ses exacerbations, et quelquefois on ne l'y voit pas du tout; il est cependant vrai de dire qu'il a lieu ordinairement au commencement de la fièvre. On peut observer de plus que la fréquence du pouls n'est pas toujours un indice sûr de l'existence de la fièvre; car dans ce cas on classeroit avec elle les affections les plus dissemblables, les palpitations du cœur, les anévrismes, etc. Il ne reste donc que l'augmentation de température, qui est aussi sujette à des objections ; car on sait bien que dans certaines espèces de fièvres elle tombe souvent au-dessous de l'état naturel : cela arrive d'abord presque toujours au commencement de la période du froid, et très-souvent aussi dans certaines espèces de fièvres. Tel étoit le langage de Boerhaave. Il montre déjà la nécessité de *localiser* les affections qui donnent le caractère principal de la fièvre.

Nous voilà arrivés à la conclusion qu'on ne peut regarder aucun symptôme comme caractéristique de la fièvre, telle qu'un grand nombre d'auteurs l'ont conçue. Cependant tous les médecins sont d'accord au lit du malade pour statuer sur sa présence. Seroit-ce parce qu'ils trouvent alors plusieurs symptômes qui enlèvent tous les doutes que fait naître une mauvaise définition, ou, pour nous exprimer plus clairement, une théorie mal conçue ? En effet, on peut croire que si jusqu'ici on ne s'est pas entendu sur ce qu'on veut dire par *fièvre*, c'est qu'on l'a mal définie et mal conçue. Notre auteur a adopté la définition qu'en a donné le docteur Cullen ; la voici : « Langueur, lassitude, et autres signes » de débilité, suivis de frissons, d'un » pouls fréquent, de la chaleur augmen- » tée et du dérangement de plusieurs » fonctions, particulièrement d'un dé- » faut de vigueur dans les membres, » *sans aucune affection locale primi-* » *tive.* » Cette dernière partie de la définition est évidemment ou trop abstraite ou même fausse. Car il faut que la *fièvre*, ce mot pris dans tout le sens que lui donne le docteur Cullen, il faut, dis-je, que la fièvre soit localement quelque part dans l'organisation, sans cela comment nous assurerions-nous de sa présence? Ceux-là ont mieux compris ce qu'on doit entendre par *fièvre*, qui ont dit que son essence est de ne pouvoir être représentée sous des traits qui embrassent à la fois tous ses phénomènes, et qui puissent se prêter aux modifications variées dont elle est susceptible. Ils l'ont considérée comme une maladie non déterminée, comme un accident des maladies capable de se compliquer avec des causes maladives bien différentes, ce qui fait qu'elle doit nécessairement se montrer sous une apparence bien différente, selon qu'elle est le résultat de telle ou telle lésion de l'organisme. D'après cette manière de l'envisager, ne pourroit-on pas en donner la définition suivante : *La fièvre est le résultat d'une réaction organique?* Il nous paroît qu'il seroit facile de grouper toutes les maladies avec la fièvre ainsi définie. Toutes les fois donc qu'il se présenteroit un catarrhe, une pleurésie, une péripneumonie, une gastrite, une gastro-entérite, et que la réaction auroit lieu en même temps que les symptômes soit primitifs, soit consécutifs, qui constituent l'ensemble de ce qu'on nomme *maladie*, on diroit voilà une *maladie* avec *fièvre*, ce qui seroit dire voilà une réaction organique dont la fièvre est le résultat. D'après cette manière de voir, la dénomination de *fièvres intermittentes et rémittentes* devroit être changée en celle de *maladies intermittentes et rémittentes fébriles*; et, en effet, cette dernière dénomination est plus juste, et s'applique mieux à tous les cas où la *fièvre* a lieu. Observons que dans notre pensée la maladie est distincte de la fièvre, et cela parce qu'il y a plusieurs maladies où il y a absence de ce que nous entendons par *fièvre*, c'est-à-dire, où il n'y a pas une réaction organique assez prononcée, assez forte pour mériter ce nom.

Quoiqu'il soit hors de doute que dans toutes les affections du corps, il y ait plus ou moins de réaction, nous avons cru néanmoins que nous pouvions établir cette distinction dont en médecine on trouve de nombreux exemples; les distinctions, par exemple, entre le plus foible et le plus haut degré du catarrhe, et les autres inflammations avec lesquelles il peut se compliquer. Le catarrhe simple est, pour ainsi dire, le sommet, *l'apex* des maladies de la poitrine; de même qu'une plaie avec suppuration légère, et un léger mouvement d'excitation, est le sommet, *l'apex* de ce qu'il nous faut pour prononcer qu'il y a *fièvre*, et à un degré plus prononcé de la part d'un ou de plusieurs organes, *maladie avec fièvre*.

Il n'y a rien de plus rare que l'esprit de discernement et d'analyse, a dit un de nos plus célèbres moralistes. Il nous semble que rien n'est plus propre à prouver la vérité de cette pensée que les distinctions dans lesquelles se sont laissé entraîner quelques médecins pour prouver l'existence ou la non-existence des *fièvres dites essentielles;* et ce qui a droit de nous étonner bien davantage, c'est qu'on soit à peine arrivé aujourd'hui à des conclusions un peu positives sur ce chapitre de la médecine. Aussi la première idée qui se présente à l'esprit lorsqu'on s'aperçoit de ce chaos, c'est de chercher s'il tient à la chose elle-même, qui de sa nature pourroit être impénétrable aux recherches des hommes, ou bien s'il tient aux fausses idées qu'on s'est généralement formées sur l'essence de ces affections. Notre opinion est que c'est à cette dernière cause qu'il faut attribuer le peu de progrès que l'art a faits pour statuer sur ce qu'il faut entendre par *fièvres essentielles.*

Nous ne ferons pas un historique des longues controverses que ce point de médecine a excitées; nous nous contenterons d'observer que chaque jour, depuis quelques années, on voyoit disparoître quelques fièvres essentielles du catalogue de ces affections, et qu'enfin aujourd'hui, on paroît vouloir n'en admettre d'aucune sorte.

Les uns ont dit que la *fièvre essentielle* étoit une maladie du principe vital; mais où est le principe vital? On nous répond qu'il est partout dans notre organisme. L'impossibilité même de lui déterminer une place, loin de prouver qu'il existe partout, pouve bien mieux qu'il n'existe nulle part; c'est une entité, une pure abstraction, et le célèbre Barthès lui-même le reconnoissoit, lorsqu'il enseignoit que le principe vital étoit un être distinct de l'âme et du corps : « Mais, » dit-il, page 5 de ses *Nouveaux Elé-* » *mens de la Science de l'Homme*, pour » mieux connoître les forces de ce prin- » cipe, il faut les considérer séparément » des affections de l'âme pensante et de » celles du corps simplement organisé; » car dans l'étude des sujets fort com- » pliqués, la foiblesse de l'esprit humain » lui rend de semblables abstractions » absolument nécessaires. » On sent par cet aveu que le célèbre Barthès n'entendoit se servir du principe vital que pour expliquer avec plus de facilité certains phénomènes, desquels il pensoit ne pouvoir se rendre raison, ni par les facultés de l'âme, ni par les fonctions organiques du corps. La fièvre essentielle ne doit donc, dans aucun cas, être une maladie du principe vital, puisque ce principe est de pure convention, et qu'on ne doit s'en servir que pour *théoriser*, si on veut me permettre cette expression. Nous ne rechercherons pas si, en admettant cette manière de le considérer, on doit le regarder comme nécessaire, ou même comme utile; et si avec la division de l'âme et du corps, c'est-à-dire, de la vie et des organes, on n'a pas tout ce qu'il faut pour se rendre compte de tous les phénomènes matériels et immatériels qui ont lieu en nous. Cette question n'entre pas dans notre sujet, et elle nous conduiroit d'ailleurs dans des discussions métaphysiques, dans lesquelles nous aurions à craindre de nous égarer.

D'autres médecins nous disent que les *fièvres essentielles* consistent dans l'altération des fonctions par elles-mêmes, sans dépendre d'aucune lésion organique locale. Cette opinion est plus ancienne et a eu beaucoup plus de partisans que celle du principe vital. Mais en y réfléchissant bien, on la trouve également mal fondée : en effet, elle tend à séparer deux choses qui sont inséparables, les organes et les fonctions. Il n'y a pas d'organes sans fonctions, et à plus forte raison de fonctions sans organes; or, si on admet, comme c'est évidemmeut prouvé, qu'il y a unité d'existence entre les organes et les fonctions, comment pourroit-on supposer que les uns sont lésés sans que les autres participent à cette lésion? Nous ne rechercherons pas ici lesquels sont les premiers affectés, des fonctions ou des organes. D'après ce que nous observons de leur entière dépendance, de leur intime connexion, il nous paroît qu'une telle investigation seroit de peu d'utilité. Ajoutons cependant que si les fluides, comme la lymphe et les parties dont le sang est composé, dégénèrent, que si les humeurs acquièrent, dans quelques cas rares, une fétidité singulière, cela est dû moins à leur altération propre qu'à celle des organes secréteurs et excréteurs, qui ne remplissent plus leurs fonctions de la manière convenable et nécessaire pour constituer l'état de santé.

Il y a une troisième classe de médecins qui admettent des fièvres essentielles, qu'ils appellent *idiopathiques*, pour les distinguer de celles qu'ils appellent *symptomatiques*; l'expression *idiopatique* n'a pas été prise dans le même sens par quelques auteurs; en général leurs définitions renferment cette même distinction que nous venons de signaler comme mal fondée. Nous n'ignorons pas qu'on peut nous faire l'objection, que les fluides circulatoires ne sont pas des organes, et que, si on nous prouve qu'ils peuvent être affectés primitivement, ce que nous venons dire se trouve frappé de nullité. Mais avant de nous adresser cette objection, qu'on se dise que les fluides circulatoires n'ont pas de *sensibilité* par eux-mêmes, que ce ne sont que des matériaux destinés à être *sensibles*, en devenant parties constituantes des organes qui se les approprient, selon leurs besoins et leurs *appé-*

tits; qu'on se dise que puisqu'ils ne jouissent d'aucune *sensibilité*, ils ne peuvent occasionner aucune maladie par eux-mêmes; qu'on se dise enfin que ce n'est qu'autant qu'ils ne sont plus en rapport soit avec les sécrétions, soit avec les excrétions d'un organe quelconque, qu'ils peuvent donner naissance aux diverses affections auxquelles les organes sont sujets. Toutefois nous reconnoissons que les fluides circulatoires, qui sont destinés aux sécrétions, sont plus près de la vie que ceux qui appartiennent aux excrétions; ces derniers ne vivent plus. Il est clair que le sang artériel n'est pas bien éloigné d'être converti en muscles, etc. On ne peut cependant avancer qu'il ait de la sensibilité, que lorsqu'il a subi les élaborations nécessaires pour être véritablement converti en muscles, etc. Au reste, vouloir approfondir tous ces phénomènes jusque dans leurs plus petits détails, seroit prétendre à expliquer *la vie*, et on sait que c'est là que sont les colonnes d'Hercule, non-seulement de la médecine, mais de toutes les branches de l'histoire naturelle, et de toutes les autres sciences; où lorsqu'on n'a pas à rechercher ce que c'est que la vie, on voudroit en vain remonter aux causes premières qui échapperont toujours aux recherches et à l'intelligence des hommes.

En nous résumant sur les paragraphes précédens, nous conclurons : 1°. que *la fièvre est le résultat d'une réaction organique*, laquelle nous croyons devoir toujours exister, même lorsque nos moyens d'investigation, soit pendant la vie, soit après la mort, n'en peuvent déterminer le siége; dans ce cas c'est la faute de nos connoissances, qui sont très-bornées; 2°. que *les fièvres essentielles* sont pareillement dues à une lésion organique locale; 3°. qu'il n'y a donc pas de *fièvre* et de *fièvres essentielles*, telles que presque tous les auteurs les ont définies. Il faut donc rejeter les définitions qu'ils nous en ont données comme inexactes et mal fondées; mais il faut aussi conserver les symptômes de diagnostic et de pronostic qu'ils nous en ont laissés; car ce seroit s'abuser beaucoup que de penser que les travaux des médecins, qui ont mal défini la *fièvre* et les *fièvres essentielles*, deviennent par là inutiles, ou doivent être entièrement négligés.

Nous trouvons, au contraire, qu'on ne sauroit trop méditer les ouvrages des médecins anciens et modernes, bien qu'on n'y trouve pas les notions d'anatomie pathologique qui, de nos jours, donneront à la médecine une direction plus heureuse et plus sûre. Si ces médecins n'ont point connu l'art d'interroger les cadavres, ils ont du moins bien possédé celui d'observer les modifications de la vie jusque dans les symptômes les plus cachés des maladies; à défaut d'autres moyens, ils ont concentré toute leur attention, toutes leurs recherches sur les phénomènes qui ont lieu chez l'individu souffrant; et certes ce seroit commettre une grande injustice que de nier qu'ils aient rendu de grands services à la médecine en donnant, avec l'exactitude la plus scrupuleuse et la mieux entendue, une description des maladies telles qu'ils les avoient sous leurs yeux. C'est vainement qu'on voudroit aujourd'hui leur enlever ce mérite; on sera toujours forcé de convenir que, par leurs principes, ils sont parvenus à prédire l'événement des maladies avec une confiance qui est le propre de l'expérience et de la vérité. Leurs travaux seront conservés comme des monumens immortels; et les véritables médecins les consulteront journellement pour y apprendre la *médecine hippocratique;* cette médecine *toute vivante,* de diagnostic, de pronostic et de traitement, qui a posé les bases de notre art, et rendu d'immenses services à l'humanité.

L'illustre Morgagni, le véritable chef de l'anatomie pathologique, dans sa lettre à Jean-Frédéric Schreiber, placée au commencement du troisième volume de son ouvrage (édition de Tissot), dit, en citant les propres expressionsde Haller, dont il adopte toute la pensée : *Statuebat ille ut præclarè nosti, omnium optimum inter eos qui observaverunt ea quæ in vita contingunt, fuisse Hippocratem, sed qui examinaverunt cadavera post mortem, hos optime de arte meruisse.* On voit par cette citation, qui fait honneur à la modestie du plus célèbre des anatomistes du siècle dernier, qu'il faisoit également la part de mérite et aux observateurs à la manière d'Hippocrate, et aux observateurs anatomico-pathologistes. De nos jours on est beaucoup plus sévère, ajoutons plus tranchant; mais est-on plus juste, et surtout plus impartial?

Nous venons de remarquer plus haut que les médecins anciens et modernes ont très-bien décrit les maladies, quoiqu'ils n'aient emprunté aucun secours à l'anatomie pathologique. Parmi les preuves que nous pourrions citer à l'appui de cette opinion, nous en choisirons une qui se rapporte à la note insérée page 18 de la Traduction; nous y avons dit que nous pensions qu'aucun médecin n'avoit suivi, comme le docteur Broussais, le diagnostic de la toux qui se manifeste dans l'accès des fièvres intermittentes. Beaucoup de médecins ont parlé de cette toux : nous lisons, dans le premier Mémoire sur les fièvres aiguës de *Le Roi, ancien professeur à la Faculté de Médecine de Montpellier*, page 188 de ses *Mélanges de Physique et de Médecine* : « Une toux *importune* est aussi quelquefois l'avant-» coureur marqué de chaque redouble-» ment. » Ce symptôme est parfaitement saisi, et le traitement de cette toux *importune* aussi parfaitement indiqué ; dans ce cas, comme dans quelques autres, l'anatomie pathologique n'a fait que confirmer le diagnostic déjà établi.

Nous placerons ici quelques réflexions qui se lieront avec celles qui se trouvent à la page 103, où il est parlé de la confiance qu'on doit avoir après la mort aux traces des lésions qui ont existé pendant la vie. Nous parlerons sur ce sujet d'après ce que nous avons vu nous-mêmes; quelque foible que soit notre autorité, elle pourra néanmoins être de quelque poids pour les autres, puisque nous rapportons ce qui a servi à notre conviction. Nous avons souvent assisté aux *ouvertures des cadavres* dans plusieurs hôpitaux de Paris, et nous avons reconnu qu'en général on jugeoit avec trop de facilité et de promptitude du degré de danger qu'avoient dû amener les altérations organiques qu'on découvroit. Quelquefois on n'apercevoit qu'une légère phlogose, des rougeurs, quelques granulations dans la muqueuse de l'estomac, par exemple: eh bien, avec ces simples vestiges de la maladie on prétendoit se rendre raison de tous les symptômes qui avoient existé, etc. etc. Nous confessons que nous sommes incrédules sur ce point, car il ne nous paroît nullement démontré qu'on pût raisonnablement expliquer tous les phénomènes qui s'étoient présentés pendant la vie, par les altérations organiques de peu d'importance qu'on montroit. On croyoit avoir trouvé la seule et véritable cause de la maladie, parce qu'effectivement on ne trouvoit aucune autre lésion ; ce qui est un vice de raisonnement. Que conclure de là : 1°. qu'on oublioit de tenir compte des forces *physiques* et des forces *chimiques* de l'économie ; en un mot, des modifications de la vie dans l'état malade ; 2°. que les dissections anatomiques ne suffisent pas à celui qui veut acquérir des données positives pour l'explication des véritables phénomènes pathologiques, et que ce n'est pas au cadavre seulement, mais au malade lui-même qu'il faut demander le secret de la vie et de la santé ; 3°. enfin, que quoique toutes les maladies dépendent d'une affection organique *localisée* quelque part, l'état de nos connoissances ne nous permet pas toujours d'en voir les restes après la mort, surtout, ainsi que nous l'avons déjà dit, lorsque nous aurions besoin pour cela d'expliquer ce qui sera toujours inexpliquable pour nous, *la vie.*

Il est évident que, dans ce dernier cas, le but de l'art est rempli par l'aveu même de son insuffisance, puisque tout le monde reconnoît que celui qui a prouvé qu'un problème étoit insoluble, se distingue autant que celui qui est venu à bout de trouver la solution d'un autre, quelque difficile qu'il fût.

Toutefois notre intention n'est pas de conclure que, puisque le problème de la vie est insoluble, il faut en respecter religieusement l'insolubilité. Nous pensons, au contraire, qu'il faut chercher à le simplifier de plus en plus en lui arrachant toujours quelque secret; on arrivera peut-être par là à déterminer le véritable point où il faut s'arrêter. Or, nous ne sommes pas encore parvenus à ce degré de précision; et, comme l'observe M. Prunelle, professeur à la Faculté de Montpellier, dans son excellent *Discours sur les études du médecin*, page 74 : « Un grand nombre de phé-
» nomènes physiologiques et pathologi-
» ques que nous considérons aujour-

» d'hui comme dépendans des forces vi-
» tales ; par exemple, passeront sous
» l'influence des forces chimiques et des
» forces organiques, à mesure que les
» lois de ces forces seront mieux con-
» nues, et se généraliseront davantage. »

En méditant donc sans cesse sur les phénomènes de la vie, nous devons espérer de découvrir des lois, qui, sans nos recherches, nous eussent été à jamais inconnues. Dans une machine aussi compliquée que notre organisation, le fil investigateur échappe quelquefois ; mais des regards attentifs qui le cherchent parviennent souvent à le démêler : et quel moment fut plus propice que celui-ci pour commencer de tels travaux ! Le siècle des Bonet, des Morgagni, des Baglivi, des Lieutaud, enfin de tous les praticiens qui ont fait servir l'anatomie pathologique à l'illustration de la médecine, ce siècle revit parmi nous, et déjà les célèbres médecins que je viens de nommer ont de nos jours pour rivaux de gloire, les Bichat, les Prost, les Corvisart, les Pinel, les Portal, les Alibert, les Broussais et les Lordat; ce dernier, dans ses bons et véritables *Conseils sur la manière d'étudier la physiologie de l'homme*, a proclamé les avantages de l'anatomie pathologique.

Il est des points fixes d'où toutes les sciences sont d'abord parties, et un but auquel elles s'efforcent d'atteindre. La médecine n'a jamais fait exception à cette règle : *conserver* et *rétablir* la santé voilà quel a été son objet spécial. Que de connoissances diverses il faut acquérir pour remplir ces deux conditions! Ce qu'il importe le plus d'approfondir, ce sont les ouvrages des praticiens; et puisque la théorie n'est et ne doit être que la pratique mise en préceptes (autrement elle ressemble, comme le dit Bacon, à une vierge, *Deo consecrata nihil pariens*); c'est avec ces ouvrages que nous devons nous former à bien connoître le diagnostic et le pronostic des maladies; c'est avec ces ouvrages que nous devons classer nos connoissances, non comme l'ont fait jusqu'ici les classificateurs; car il est bien reconnu que ces divisions purement scolastiques, dans lesquelles on représente la science comme notée à la manière de la musique, ne sont d'aucune utilité, mais comme la position des organes nous les indiquent, c'est la meilleure méthode à suivre; on y trouve une classification toute simple, toute faite, elle est dans ce peu de mots, *la tête, la poitrine,* et *l'abdomen*. Il importe d'autant plus de le rattacher à cette espèce de *trinité*, qu'au lieu d'occuper l'esprit à des rapprochemens plus ou moins ingénieux, elle nous conduit naturellement et d'un pas assuré vers le siége du mal.

Une fois ce siége bien déterminé, il est essentiel de connoître les moyens à mettre en usage pour opposer, suivant les indications, les ressources de l'art, ou bien l'expectation aux divers cas qui se présentent. On a pu observer, et au reste ceci est de tous les temps, que toutes les fois qu'il s'élève quelque discussion sur un point de médecine, loin que les deux partis qui discutent posent les questions comme elles doivent être entendues, ils les posent réciproquement comme ne les entendent pas les adversaires; il est facile alors de faire survenir des contradictions, des ridicules, des épigrammes. C'est ainsi que, si on n'écoutoit que les partisans trop zélés, sans doute, d'un médecin célèbre de nos jours, on pourroit croire que jusqu'à aujourd'hui tous les livres de médecine n'étoient remplis que de préceptes *tonificateurs*; il suffit d'en lire *un* pour se convaincre du contraire : d'un autre côté, on croiroit, à n'entendre que les partisans aussi trop zélés, sans doute, d'un autre médecin célèbre de nos jours, que toutes les pages de l'*Histoire des Phlegmasies* et de l'*Examen de la Doctrine médicale*, etc., ne sont remplies que de préceptes *vénésecteurs*, et il suffit encore d'en parcourir quelques pages pour s'assurer du contraire. On voit aisément que ce n'est pas l'esprit de vérité qui dicte tous ces jugemens, et qu'il ne seroit pas plus juste de dire des uns qu'ils ont prétendu que la périodicité étant reconnue dans les fièvres, il faut prescrire les toniques, le quinquina (ce qu'on leur a déjà attribué), que de dire des autres, que la périodicité étant aussi reconnue, il faut prescrire les saignées et les délayans. Ce n'est pas en s'accusant d'être exclusifs qu'on trouvera la bonne médecine, le véritable art de guérir, mais bien plutôt dans une sage fusion des meilleures doctrines, et dans la proscription de toutes les opinions exagérées.

Au reste, si on désiroit rechercher la cause première de tous ces débats, on la trouveroit peut-être dans la position respective des deux médecins dont nous venons de parler : l'un traite habituellement à la *Salpêtrière* des personnes d'un âge avancé, peu irritables, etc., et il a raisonné et raisonne d'après les bons effets, bien constatés, qu'il retire de sa pratique; l'autre traite habituellement au *Val-de-Grâce* de jeunes militaires, qui, par leur profession même, sont censés être robustes et très-irritables, et il raisonne aussi d'après les bons effets bien constatés qu'il retire de sa pratique. La meilleure conclusion à tirer de ces deux manières d'exercer la médecine est qu'il faut selon les âges, et j'ajoute selon les lieux, etc., varier le traitement des maladies.

Un des grands vices de l'enseignement dans les anciennes écoles de médecine, étoit d'apprendre aux élèves qui les fréquentoient l'art de *théoriser*, avant qu'ils eussent acquis des connoissances d'anatomie et de physiologie qui sont indispensables pour comprendre la théorie. Ce vice n'existe plus aujourd'hui, où l'on sent que les connoissances venues par les sens sont bien au-dessus de celles venues en partie par des notions abstraites. Boerhaave considéroit la chirurgie comme une sorte de médecine externe qui, présentant au dehors l'image exacte des maladies dont les viscères sont atteints au dedans, doit en conséquence être enseignée la première: *Internos morbos externis reapse con-*

gruere; externos chirurgicos primo pertractandos; nec aliter ordinati quid, vel veri, in praxi medicâ fieri posse aut doceri. Aphorisme 557. Cette pensée du génie de Boerhaave doit s'appliquer, de nos jours, autant à la médecine qu'à la chirurgie, puisqu'il est bien démontré que la médecine est une chirurgie interne, et que la chirurgie est une médecine externe; ce qui est dire que ce sont deux parties d'un même *tout*, ou, pour mieux nous exprimer encore, un même *tout*. Aussi les premiers pas dans la carrière sont faits dans les domaines de l'anatomie et de la physiologie, non de cette physiologie spéculative qui a retardé de tout temps les progrès de notre art, mais de la physiologie qui s'applique soit pendant la vie, soit après la mort, à la recherche des fonctions des organes, et qui sert à déterminer, toutes les fois que c'est possible, le siége des maladies.

Puisqu'on doit juger de l'excellence d'une méthode par les découvertes qu'elle a fait faire, il faut convenir que celle dont nous venons de parler, qu'on suit assez généralement dans ce moment, mérite tous nos éloges. La percussion de la poitrine, dont on peut dire que le docteur Corvisart s'est approprié à juste titre l'invention; l'exploration plus sévère de l'abdomen dans les diverses affections des viscères qu'il renferme; le *pectoriloque*, qu'on doit au docteur Laenec; enfin l'impulsion donnée aux praticiens de chercher toujours à préciser leurs idées en localisant les maladies, et surtout l'inappréciable avantage de ne point traiter inutilement des maladies que leur siége et leur gravité prescrivent de ne point combattre dans l'intérêt même du malade, dont un traitement actif et imprudent hâteroit les jours, en sont les heureux résultats. Il est évident, d'après tous ces moyens d'investigation dont l'adoption générale ne date pas de bien loin, que la médecine marche vers un but qui lui fournira bientôt des règles incontestablement mieux basées et mieux raisonnées qu'elles ne l'ont été jusqu'ici. Comme c'est à l'anatomie pathologique que nous devons ces précieux avantages, on peut prédire que, si on continue d'étudier cette partie, la médecine françoise prendra une nouvelle splendeur : nous faisons ce vœu avec d'autant plus de confiance, que le dix-neuvième siècle lit et s'éclaire, et que, si jamais la pédanterie n'a été si décriée, jamais aussi l'instruction n'a été plus répandue, et le désir de s'instruire plus universellement senti.

Nous terminerons ce discours par l'analyse de notre traduction. M. Wilson définit ainsi les fièvres intermittentes et rémittentes : *Febres idiopathicæ, miasmate paludum ortæ, paroxysmis pluribus, apyrexiâ, saltem remissione evidente interpositâ, cum exacerbatione notabili et plerumque cum horrore redeuntibus, constantes.* Il les place dans le premier ordre des fièvres idiopathiques de sa classification des maladies fébriles et des affections locales qui caractérisent certaines espèces d'entre elles. Nous ne communiquerons pas cette classification au lecteur, nous la réservons pour l'époque où paroîtra toute la traduction ; mais nous donnerons ici en abrégé les idées de l'auteur sur les fièvres en général, car ces idées rentrent dans ce que nous publions sur les fièvres intermittentes et rémittentes. Il cherche à établir, par des expériences et par des raisonnemens, que l'inflammation provient de la foiblesse des vaisseaux capillaires, et que la distension qui en résulte provient d'une force qu'il appelle *à tergo*, d'une force interne. On peut, dit-il, ainsi qu'il l'a expérimenté, produire à volonté l'inflammation en affoiblissant ces vaisseaux, et la diminuer en augmentant leur action. Il en tire la conclusion que partout où on rencontre des symptômes d'inflammation, tels que l'augmentation de température, la rougeur et la tuméfaction ; les vaisseaux capillaires sont affoiblis et distendus outre mesure. Or, dans la période du chaud de la fièvre toute la surface est affectée; il y a accroissement de chaleur avec rougeur et tuméfaction : donc les vaisseaux capillaires de la surface sont alors dans un état de foiblesse, ce qui est prouvé, dit-il, et par les symptômes qui ont précédé, et par ceux de la période du froid où les vaisseaux affoiblis n'étant pas encore distendus par la force *à tergo*, la surface est pâle et resserrée. Il observe qu'il n'est pas douteux que ce que nous voyons se passer sur la surface externe n'arrive aussi dans les diverses surfaces internes; ce qui est d'ailleurs indiqué, du moins autant que nous pouvons nous en assurer, par la diminution ou par la perte de leurs pouvoirs sécréteurs, par leur resserrement dans l'état du froid, et par leur plénitude et leur rougeur dans celui du chaud. Ainsi, de même que la foiblesse des vaisseaux capillaires d'une partie produit toujours, comme l'observation directe le démontre, un accroissement d'action des vaisseaux artériels de cette partie; de même la foiblesse générale des capillaires produit une augmentation d'action de tout le système artériel.

Dans l'inflammation, les vaisseaux débilités étant comparativement en petit nombre, la force *à tergo* les distend promptement et largement; dans la fièvre, au contraire, les vaisseaux débilités étant très-nombreux, ces effets se produisent avec plus de lenteur et avec moins de distension, parce que la résistance est plus grande. La fièvre et l'inflammation semblent donc différer seulement en ce que l'une est une affection générale, et l'autre une affection locale. C'est à cette distinction qu'on peut, je crois, dit-il, rapporter facilement tous les divers phénomènes des maladies.

Cette théorie, très-ingénieuse sans doute, est vraie dans les faits qui lui servent de base, et fausse dans quelques conséquences; ainsi cette foiblesse des vaisseaux capillaires nous paroît être une hypothèse, et la force *à tergo*, qui n'est autre chose qu'un mouvement d'action et de réaction des organes, un heureux correctif de cette hypothèse. Tous les phénomènes dont nous venons de parler nous paroissent être dus simplement à une réaction qui s'établit par des moyens que nous ne pouvons ni suivre, ni apprécier, tantôt de l'intérieur à l'extérieur, tantôt de l'extérieur à l'intérieur; tout ce que nous pouvons dire, c'est que ces mouvemens ont lieu : se font-ils par l'influence du système nerveux seulement, etc.? La distinction de la fièvre et de l'inflammation ne nous paroît pas assez précisée, car l'inflammation produit nécessairement la fièvre lorsqu'elle est assez intense, ou qu'elle attaque un organe assez important pour que toute l'économie en éprouve l'influence; et qui dit *inflammation* dit réaction organique, par conséquent *fièvre*, à moins que l'inflammation soit bornée au degré si peu intense d'*apex*, dont nous avons parlé plus haut; car alors elle ne mérite pas le nom de *fièvre*, elle n'est qu'un léger accroissement de réaction physiologique, qui appartient plutôt à l'état de santé qu'à celui de maladie. Le seul moyen d'éviter toutes ces difficultés étoit de se fixer sur ce qu'il faut entendre par *fièvre*, et au lieu d'en faire un être abstrait, de préciser ce qu'elle est; alors M. Wilson n'eût pas défini les fièvres idiopathiques : *Prægressis langore et lassitudine et aliis debilitatis signis, pulsus frequens, calor auctus, sine morbo locali primario.* Car si on regarde les fièvres idiopathiques comme générales, comment concevoir qu'elles puissent être jamais exemptes de danger, et qu'une fièvre idiopathique, une fièvre générale affectant toute la machine, puisse cesser, et même disparoître du soir au lendemain, comme cela arrive dans certaines fièvres classées comme idiopatiques. Il est bien plus naturel de penser qu'étant le résultat d'une réaction organique, cette réaction, bornée d'abord à la partie affectée, s'étend par sympathie aux autres organes qui en sont influencés par cette loi de l'économie, qui établit le *consensus* de toutes les parties ; cette influence les fait passer dans un état d'excitation passagère, laquelle n'a encore rien de morbide. On pourroit comparer cet état à celui où ils sont aussi mis par les sueurs, la fréquence du pouls, et l'agitation qu'occasionne un violent exercice ; toutefois il y a cette différence que, dans le premier cas, ils sont plus près de l'état de maladie, que dans le dernier ; on en devine les raisons. Au reste, nous regrettons beaucoup de n'avoir pas reçu à temps l'ouvrage de M. Wilson sur les *fonctions vitales*. Il est plus que probable, d'après la réputation dont il jouit en Angleterre, que nous y trouverons des observations et des faits qui rendront nulles, en partie, les critiques que nous venons de faire. Nous parlerons un jour de cet important ouvrage qui, selon la *Revue encyclopédique*, a mérité à l'auteur, de la part de ses concitoyens, le titre de *Bichat de l'Angleterre*.

D'après ce que nous avons observé de la définition de la fièvre par notre auteur, il est aisé de sentir que nous rapportons sa doctrine des fièvres intermittentes et rémittentes, à la classe des médecins qui n'ont point connu les avantages de l'anatomie pathologique; mais il faut aussi la rapporter à la classe des médecins excellens observateurs des symptômes des maladies pendant la vie. Nous pensons que la partie des fièvres intermittentes et rémittentes est une preuve sans réplique de ce que nous avançons. Cette partie renferme en effet des descriptions tracées avec une fidélité et une vérité qui sont le propre des bons observateurs.

Après avoir passé rapidement dans le premier chapitre sur les espèces et les variétés des fièvres intermittentes et rémittentes, qu'il réduit presqu'aux variétés de la tierce, M. Wilson arrive aux symptômes de ces fièvres : ces derniers forment le second chapitre. Il énumère les plus essentiels, et décrit ensuite ceux des périodes du froid, du chaud et de la sueur; il parle des symptômes anomaux, puis de ceux qui sont particuliers aux différens types; il expose comment les différens types sont disposés à se rapprocher plus ou moins de la fièvre continue, et quelles sont les maladies avec lesquelles les fièvres dont il traite se compliquent le plus souvent. Il termine ce chapitre par des considérations très-importantes sur le pronostic de ces maladies; nous y avons joint ce que l'auteur a dit des crises dans la partie des fièvres continues : par cette transposition, nous avons complété cette question. Nous adoptons les vues de l'auteur sur les *crises des fièvres*, en observant cependant que nous ne pensons pas que les dépôts critiques des urines, les sueurs abondantes, les selles spontanées, entrent dans les vues de la nature, qui se débarrasse *sciemment* par ces excrétions, et qui calcule à quelle époque elle prendra ses déterminations pour chasser les maladies qui la gênent, etc. On ne doit point personnaliser ainsi la nature, mais on doit admettre que les mouvemens qui se produisent dans tous les cas de *crises*, sont la conséquence nécessaire des fonctions, ou, pour mieux nous exprimer, de la réaction des organes malades. Quant aux jours critiques auxquels ces mouvemens salutaires ou funestes arrivent, nous ne pouvons qu'être surpris que les observations bien constatées qui ont été faites pour établir ce point de médecine, aient, sans aucune discussion, été traitées de *burlesques*. Ce n'est pas avec l'arme du ridicule qu'il faut attaquer la vérité : nous engageons le docteur Broussais à envisager cette question dans son véritable sens, et à quitter le ton de la plaisanterie, pour chercher à prouver si les médecins célèbres qui ont vu et observé dans un grand nombre de maladies, des évacuations paroissant à des jours déterminés, et qu'ils pouvoient prévoir, accompagnées de symptômes extraordinaires, et suivies de changemens en mieux ou en pire, se sont trompés; si les médecins célèbres qui, se basant sur ces observations, ont mis en question, d'après les cas heureux ou malheureux qui s'étoient présentés dans leur pratique, dans quelles circonstances il convenoit d'agir, d'employer les ressources de l'art, et dans quelles il falloit laisser la maladie se terminer en l'abandonnant aux mouvemens de réaction des organes, si ces médecins célèbres, dis-je, se sont encore trompés : car si le docteur Broussais nous le prouvoit, nous adopterions alors sa manière de voir, et nous serions détrompés de la croyance où nous sommes, qu'il y a des crises qu'il faut attendre, et qui arrivent à des jours fixes, qu'on a appelés *critiques*. Dans cette occasion, comme dans bien d'autres, nous craignons bien que le docteur Broussais ait voulu frapper plutôt fort que juste sur ses devanciers et sur ses contemporains.

Notre auteur consacre le troisième chapitre à l'anatomie pathologique.

Nous régrettons qu'il n'ait fait qu'indiquer une matière si essentielle, et qui est aujourd'hui une branche importante de notre art. Toutefois il faut dire que ce n'est que dans les fièvres en général que nous avons à lui faire ce reproche, car dans les autres affections, comme dans la petite-vérole, la rougeole, la phthisie, etc., les autopsies sont exactement et soigneusement rapportées, et elles laissent peu de chose à désirer. Le chapitre quatrième contient l'exposé des causes prédisposantes, et des causes excitantes des fièvres intermittentes et rémittentes. L'auteur a évité les discussions toujours hypothétiques sur la nature de ces fièvres, et sur leurs causes primitives.

Le cinquième chapitre est consacré au traitement, qui consiste dans les moyens à mettre en usage pendant le paroxysme, c'est-à-dire, durant l'accès du froid et celui du chaud, et pendant l'intermission, au sujet de laquelle il trace les règles à suivre pour le régime et l'exercice; après quoi il passe aux médicamens qu'on peut employer à cette période. Ce qu'il dit trop brièvement, à la vérité, du régime et de l'exercice à prescrire aux malades, nous a paru très-digne de remarque; c'est un sujet presque neuf dans les livres de médecine, où l'on s'occupe en général exclusivement des maladies pendant leur intensité, et où on abandonne le malade *dès qu'il n'a plus de fièvre*, pour nous servir de l'expression ordinairement employée. Aussi nous manquons d'un ouvrage *ex professo* sur la *médecine hygiénique des convalescens*; elle est, à notre avis, autant et même plus difficile à bien connoître que la médecine des *maladies*.

Dans le sixième et dernier chapitre, qui est aussi nouveau dans les livres de médecine que la partie de celui dont nous venons de parler, mais dont l'exemple peut être d'une dangereuse imitation, l'auteur disserte sur la manière d'agir des médicamens qu'on emploie dans les fièvres intermittentes et rémittentes ; nous dirons avec franchise, que c'est le côté foible de l'ouvrage. Il y est parlé surtout des effets de l'opium et de ceux de la saignée. Les expériences qui y sont rapportées sur l'opium, nous ont paru être de peu d'utilité : le lecteur peut consulter sur ce sujet les expériences très-intéressantes du docteur Barbier, dont M. Alibert a donné une très-bonne analyse dans sa *Matière médicale*. Quant à la saignée, il nous paroît que tout ce qu'on peut en dire se réduit à ce peu de mots : c'est un moyen dont l'effet est purement mécanique, et dont on se sert principalement avec avantage dans toutes les inflammations aiguës, et dans les cas aussi où il faut diminuer l'excitabilité et la sensibilité morbidement augmentées, en tenant compte des modifications de la vie qui en sont les suites.

Voilà comme nous concevons ses effets : si nous n'étions arrêtés par la crainte de trop prolonger un discours, qui est déjà peut-être trop long, nous ferions quelques réflexions sur les cas où il convient et sur ceux où il ne convient pas d'employer la saignée. Cette question ne seroit pas nouvelle, puisque Celse a dit, en la discutant : *Sanguinem incisâ venâ mitti novum non est, sed nullum penè morbum esse in quo non mittatur novum est.* (Livre II, chap. 10.) Saigner dans toutes les maladies ne peut donc être considéré comme un moyen nouvellement inventé. Nous n'ignorons pas qu'on pourra nous dire de l'espèce de définition que nous venons de donner des effets de la saignée, qu'elle est du nombre de celles qui détruisent l'art en voulant le simplifier; mais comme cela ne nous est nullement prouvé, nous persisterons dans notre manière de voir, jusqu'à ce que des expériences bien constatées nous aient démontré que nous nous trompons. Nous finirons en disant que s'il nous est arrivé, dans le cours de ce Discours, d'émettre quelques idées un peu hasardées, nous sommes prêts à les rectifier dès qu'on nous les aura indiquées; mais que ce ne soit pas par esprit de secte, ou par des principes particuliers à une école qu'on nous reprenne : car quand on cherche sincèrement la vérité en médecine, on n'est ni de l'École de Montpellier, ni de celle de Paris, ni de celle d'Édimbourg, ni de celle de Vienne; on compare toutes les doctrines, on choisit, et on n'est élève que de soi-même.

DES FIÈVRES INTERMITTENTES ET RÉMITTENTES.

D'APRÈS la définition donnée dans le Discours préliminaire, les fièvres intermittentes et rémittentes consistent en des paroxysmes répétés qui reviennent avec une exacerbation évidente, et généralement avec frisson; il s'interpose une apyrexie complète ou au moins une rémission évidente. Je vais parler plus amplement des phénomènes de ces maladies.

CHAPITRE PREMIER.

Des espèces et des variétés des fièvres intermittentes et rémittentes.

ON a long-temps divisé les fièvres intermittentes et rémittentes, en *quotidiennes*, *tierces* et *quartes*; c'est-à-dire, fièvres qui reviennent chaque jour, chaque deux et chaque trois jours (1). Hippocrate fait mention de fièvres intermittentes qui revenaient le cinquième, le septième ou le huitième jour. Boerhaave rapporte qu'il a vu une hebdomadaire, et Van-Swieten une quarte se changer en une quintane. On a fait plusieurs observations semblables. Bursérius énumère quantité d'auteurs qui ont vu la quintane, l'hebdomadaire et l'octave, et plusieurs qui ont rencontré des fièvres qui revenoient le neuvième, le dixième, et même le quatorzième ou le quinzième jour. Nous lisons de plus, qu'il y a des fièvres qu'on dit être revenues une fois en un mois, une fois en deux mois, etc. On a appelé ces dernières *menstruales*, *bimenstruales*, etc. Il y a

(1) L'intervalle ou période, on doit se le rappeler, est l'espace de temps occupé par ce qu'on appelle une révolution complète de la fièvre, c'est-à-dire, le temps qui s'écoule depuis l'invasion d'un accès à celle du suivant : lors donc que les médecins parlent d'une tierce, d'une quarte, ils comptent depuis le commencement d'une révolution ; ainsi dans une tierce le jour où paroît la fièvre est le premier jour, le lendemain le second, et le suivant auquel la fièvre reparoît le troisième. Pour ne s'en être pas tenu à ce mode de compter, il est survenu quelque confusion dans les mots : pour abréger, je me servirai du terme *fièvre intermittente* pour exprimer la fièvre intermittente et rémittente, excepté là où je spécifierai le contraire.

même quelques auteurs qui parlent de fièvres qui revenoient chaque année, et qu'on a appelées annuelles.

Il est difficile de dire jusqu'à quel point sont justes les observations de ceux qui font mention de fièvres avec de tels intervalles : en comparant leurs observations avec celles des autres, on ne peut s'empêcher de soupçonner leur exactitude. Galien, dont la pratique fut plus étendue peut-être que celle d'aucun autre médecin, n'a jamais vu une fièvre avec un plus long intervalle qu'une quintane, et il a vu encore cette dernière très-rarement (1). L'état particulier de la température, en produisant la fièvre dans certains temps de l'année, chez des sujets qui y sont prédisposés, donne souvent naissance à l'apparition d'une intermittente annuelle; mais dans ces cas, la fièvre est de l'espèce continue.

Dans quelques intermittentes le retour des paroxysmes est irrégulier, c'est-à-dire que leurs révolutions ne s'effectuent pas dans des temps égaux. Le docteur Cullen considère ces intermittentes comme des variétés de la tierce et de la quarte : on les a appelées *erratiques*,

(1) Des auteurs modernes ont même soupçonné la quintane d'être une variété de la tierce.

quintanes, *hebdomadaires*, *octaves*, *nones* et *lunatiques* (1).

On a aussi divisé chaque intermittente en bénigne, maligne, primitive, secondaire ou symptomatique-périodique, partielle, c'est-à-dire affectant le corps partiellement; sporadique, endémique et épidémique. Ces divisions, autant qu'on peut l'inférer d'après l'intention des termes, sont entièrement inutiles.

On a pris certains symptômes, le coma par exemple, la syncope, les convulsions, une éruption de la peau, beaucoup de sueurs, une grande inquiétude, la nausée, le vomissement, le délire, etc., comme base d'une division des intermittentes; de là les noms, d'*élodes*, d'*assodes*, de *syncopalis*, etc. Cette division est aussi entièrement inutile (2).

---

(1) Il y a un grand nombre de fièvres de cette espèce mentionnées dans les ouvrages d'Etmuller, de Van-Swieten, de Haen, et de divers auteurs. *In Haller. Disp. ad morb. hist. et cur. pert.*, *etc.*

(2) Ce n'est pas sans raison que M. Wilson trouve que toutes les divisions des fièvres qu'il cite sont inutiles; j'ajouterai qu'elles ne servent qu'à jeter l'esprit du médecin dans le vague et l'incertitude. Si nous voulions énumérer ici toutes les variétés de fièvres qu'on a inventées, nous pourrions facilement en citer jusqu'à trois cents. Nous le demandons, quelle est la mémoire

On peut dire la même chose de la division des intermittentes, fondée sur ce qu'elles accompagnent d'autres maladies, le scorbut, la syphilis, les vers, la dysenterie, l'épilepsie, la goutte, etc., et de celle sur la nature de la cause éloignée. Toutes ces divisions, comme nous le verrons, sont de peu d'importance.

Quant aux différentes espèces d'intermittentes, il sera nécessaire de traiter seulement de trois en particulier : la quotidienne, la tierce et la quarte; car on n'a pas exactement observé les autres. Elles surviennent très-rarement, et même plusieurs médecins supposent, non sans raison, qu'elles ne sont que des variétés des trois dont nous venons de parler.

Section première.

Des variétés de la fièvre tierce.

En parlant des différentes fièvres intermittentes, il convient de commencer par la tierce, parce qu'on a mieux observé ses variétés, et qu'elles sont plus nombreuses que celle de la

---

et le jugement capables de retenir et de différencier toutes ces diverses nuances? Félicitons-nous de ce que la médecine revient aujourd'hui à la simplicité de la nature : l'ère de la science des *mots* est passée. (*Note du Trad.*)

quotidienne et de la quarte. Elle se présente en effet si souvent, que le docteur Fordyce, et quelques autres auteurs, pensent que toutes les fièvres soit continues, soit intermittentes, n'en sont que des variétés (1).

Le docteur Cullen définit la tierce : *Paroxysmi similes, intervallo quadraginta octo circiter horarum accessionibus meridianis.*

On appelle la tierce dont le paroxysme ne dure pas plus de douze heures, *tierce légitime;* et *tierce bâtarde,* celle dont le paroxysme dure plus de douze heures. La première arrive souvent vers le milieu du jour, et cesse vers le soir ; l'autre arrive beaucoup plus tôt, et dure souvent pendant dix-huit heures. C'est une observation aussi ancienne qu'Hippocrate, que les paroxysmes des tierces comme des autres intermittentes, se prolongent moins fréquemment lorsque le malade est jeune, qu'il n'a pas de vice dans le corps, et particulièrement qu'il n'est point incommodé par des obstructions des viscères.

La tierce varie dans la fréquence de ses retours aussi-bien que dans la longueur de ses paroxysmes : au lieu de chaque deux jours

---

(1) *Voyez* le docteur Fordyce, *First Dissertation on simple fever.* (Première Dissertation sur la fièvre.)

elle revient quelquefois chaque jour; on la distingue alors de la quotidienne par des paroxysmes alternés qui se ressemblent, mais qui sont plus ou moins intenses dans tous, ou dans quelques-uns de leurs périodes, et qui font leur invasion à une époque du jour plus avancée ou plus tardive, que les paroxysmes des jours intermédiaires. Lorsque les paroxysmes reviennent ainsi, on a appelé la fièvre, *fièvre double-tierce;* et on pourroit faire ici une division de la fièvre double-tierce, en celle dans laquelle le paroxysme le plus intense arriveroit dans le jour pair, et en celle dans laquelle il arriveroit le jour impair, en comptant depuis le commencement de la maladie. Cette division est quelquefois de quelque utilité, comme nous le verrons, pour former le pronostic, particulièrement dans les doubles-tierces rémittentes (1). On a observé que le paroxysme le plus rigoureux étoit suivi de l'apyrexie la plus complète. Si l'accès des doubles-tierces ne passe pas douze heures, on les appelle *doubles-tierces légitimes;* lorsqu'il passe douze heures, *doubles-tierces bâtardes.*

---

(1) *Voyez* le docteur Cleghorn, sur la tierce, dans son Traité, *on the Diseases of Minorca.* (Des Maladies de Minorque.)

Lorsque les accès se prolongent au point que l'un recommence presque aussitôt que l'autre finit, on a appelé la fièvre, *subintrante* ou *sous-continue*. Les fièvres subintrantes sont presque toujours rémittentes, car l'apyrexie complète y a rarement lieu.

La tierce revient quelquefois deux fois chaque deux jours, et il n'y a pas de paroxysme dans le jour intermédiaire; on l'appelle alors *tierce doublée*.

Elle revient quelquefois deux fois chaque deux jours, et un seul paroxysme a lieu le jour intermédiaire; on l'appelle alors *triple-tierce*. Tulpius rapporte un cas de quadruple-tierce qui a sans doute échappé aux observations de la plupart des auteurs, et dans lequel deux paroxysmes ont lieu chaque jour (1). Il ne faut pas perdre de vue que le type tierce se reconnoît à ce que les paroxysmes sont semblables les jours alternes. Lorsque nous traiterons de la manière dont les intermittentes éprouvent un redoublement de leurs paroxysmes, nous verrons que toutes les fois qu'il survient un paroxysme additionel, les deux paroxysmes,

(1) Le cas dont Tulpius fait mention, survint à une double-tierce. *Voyez* ses *Observationes medicæ*, l. IV, c. 46.

le nouveau et le primitif, se prolongent davantage que les derniers ne l'étaient avant l'arrivée de l'additionnel. Si on fait attention à cette circonstance et à la fréquence des paroxysmes dans une quadruple-tierce, on trouvera que les rémissions doivent être extrêmement courtes, et que par conséquent la maladie doit ressembler beaucoup à une fièvre continue.

Lorsqu'un simple paroxysme a lieu chaque jour, mais que la rémission entre le premier et le second est plus considérable que celle entre le second et le troisième, et ainsi de suite, on a appelé la tierce *hémitritée*, ou *semi-tierce* (1); toutefois les auteurs n'emploient pas ces termes dans le même sens (2).

---

(1) C'est ce qui arrive en général dans la double-tierce; mais lorsque c'est plus remarquable qu'à l'ordinaire, cela a donné lieu à une division particulière de cette fièvre.

(2) Dans sa définition de l'hémitritée, Celse ne dit pas un mot de la rémission qui a lieu, suivant la définition donnée plus haut, entre les jours pairs et impairs : le sens dans lequel d'autres auteurs emploient le terme d'*hémitritée*, diffère encore beaucoup plus de la définition, et se rapproche de très-près de celle qu'on a donnée de la triple-tierce; elle est employée dans ce même sens par Lomnius, *de Observ. med. libri tres*, pag. 22; et dans Eller, *de Cog. et cur. morb.* sect. 4, pag. 83.

Comme on l'a observé, l'intervalle de la tierce est de quarante-huit heures ; mais quelquefois il est un peu plus court, l'accès étant plus avancé, et quelquefois il est plus long, l'accès étant plus tardif. Lorsque le premier cas a lieu, on appelle la fièvre une *tierce anticipée ;* (*tertiana prævertens*). Lorsque le second a lieu, on l'appelle *une tierce tardive* (*tertiana tardans*). Le docteur Cleghorn a observé, à propos de la double-tierce, que souvent l'accès le plus fort vient un peu plus tôt à chaque période, tandis que l'accès revient plus faible quand il revient à la même heure, ou même qu'il revient plus tard.

On doit remarquer dans les fièvres intermittentes tardives, que si l'accès du paroxysme est retardé à huit heures du soir, ces fièvres ont fréquemment leur accès suivant de bonne heure dans la matinée du jour qui suit celui dans lequel la fièvre doit avoir son accès ; et pareillement, que si le paroxysme qui anticipe est survenu à huit heures du matin, l'accès suivant vient souvent le soir du jour qui précède celui dans lequel elle devroit arriver. L'intermittente qui retarde est plus salutaire que celle qui anticipe (1).

(1) Fouquet, professeur de l'École de médecine de

Section II.

Des variétés de la fièvre quarte et de la fièvre quotidienne.

Après avoir parlé assez au long des variétés de la tierce, il suffira de peu de mots pour celles de la quarte et de la quotidienne. Le docteur Cullen définit la première : *Paroxysmi similes*

Montpellier, très-connu dans la science par plusieurs bons ouvrages, a rendu la même idée en ces termes dans son Discours sur la clinique : « J'ajoute que lorsque » dans les maladies aiguës ou les fièvres des autres sai- » sons, dont les paroxysmes surviennent dans le cou- » rant de la journée, à différentes heures du matin, » ou vers midi ou à peu près ; que lorsque, dis-je, » ces accès viennent à anticiper au point de se montrer » de très-grand matin, ou la veille dans la nuit, ce dé- » placement des accès est le signe d'un changement » dans la constitution de la maladie, et que cette der- » nière marche rapidement vers sa terminaison ; tandis » que c'est un signe que la maladie s'achemine au con- » traire lentement vers sa fin, lorsque par des retards » successifs les redoublemens qui se déclaroient le matin » ou peu après midi, surviennent aux heures du soir. » C'est du reste, au commencement de la maladie, » ainsi que le prescrit le père de la médecine, que de » pareilles observations doivent être faites. » (*Note du Trad.*)

intervallo septuaginta duarum circiter horarum accessionibus pomeridianis.

Comme la tierce, la quarte varie dans la longueur de ses paroxysmes, et dans la manière et la fréquence de leurs redoublemens. Il y a quelquefois deux paroxysmes chaque quatrième jour : on appelle alors la fièvre *quarte-doublée ;* quelquefois il y en a trois chaque quatrième jour ; on l'appelle alors *quarte-triplée ;* quelquefois sur les quatre jours le troisième seulement est sans paroxysme. Un seul paroxysme a lieu les premier, second et quatrième jours, et chaque paroxysme ressemble à celui qui survient le quatrième jour avant lui ; on a alors appelé la fièvre, *quarte-double.* Le paroxysme revient quelquefois chaque jour : on l'appelle alors *triple-quarte.*

Voici la définition de la quotidienne par le docteur Cullen : *Paroxysmi similes intervallo viginti quatuor circiter horarum, paroxysmis matutinis.* Cette fièvre varie principalement dans la longueur de ses paroxysmes, et dans l'état où est le malade entre ces paroxysmes. Voilà les seuls cas dans lesquels Celse regarde la quotidienne comme variant. Toutefois, selon Bursérius, elle varie aussi en ce qu'elle a un, deux, ou même trois paroxysmes dans le jour ; et il appelle ces variétés, *simple-double* ou *triple-quotidienne*. Mais on ne peut pas distinguer une quotidienne qui a deux ou trois paroxysmes, qui au reste ne peuvent jamais être très-distinctement marqués, d'une fièvre continue : on emploie les termes *anticipant, retardant, subintrant*, etc., dans le même sens que dans la fièvre tierce.

On peut observer qu'on dit de toutes ces fièvres, qu'elles font leur invasion dans le jour. La quotidienne le matin, la tierce à midi, et la quarte dans l'après-midi (1). Il est remarquable que dans toutes les fièvres, neuf peut-être sur dix font leur invasion entre huit heures du matin et huit heures du soir. Cette observation s'éclaircit admirablement par ce

(1) Lorsque les observations sont fondées sur les faits bien observés, il faut les regarder comme étant des vérités. Mais comment se rendre raison de cette prédilection pour telle ou telle heure du jour? que les théoriciens nous donnent une explication raisonnable de ce phénomène. Parmi les problèmes insolubles de la médecine, je crois qu'on comptera toujours en particulier l'intermittence des fièvres et l'action de certains virus, celui de la petite-vérole, par exemple. D'où vient qu'un sujet, affoibli par la petite-vérole qu'il vient d'éprouver, vit au milieu des causes qui produisent cette maladie sans la contracter de nouveau, d'où vient qu'il ne la contracte ordinairement plus? (*Note du Trad.*)

qu'on a dit plus haut des fièvres intermittentes qui anticipent et qui retardent.

CHAPITRE II.

Des symptômes des fièvres intermittentes et rémittentes.

Ils sont si variés, que pour être plus clair, il sera nécessaire de les considérer dans différentes sections. Dans la première, je donnerai le détail de ceux qui appartiennent plus particulièrement aux fièvres intermittentes et rémittentes. Dans la seconde, je dirai quelque chose de ce qu'on pourroit appeler symptômes anomaux de ces maladies. Dans la troisième, j'indiquerai les symptômes qui caractérisent les différentes espèces ou types, comme on les a appelés. Dans la quatrième, la manière dont ils prennent plus ou moins la forme continue. Dans la cinquième, les maladies avec lesquelles ils se compliquent le plus souvent; et dans la dernière, je traiterai d'une manière plus particulière du pronostic qui dérivera de tout ce qu'on aura dit dans les sections précédentes.

SECTION PREMIÈRE.

Des symptômes des fièvres intermittentes et rémittentes.

J'ai déjà donné une description succincte de ces fièvres. Il est dit dans la définition, qu'elles consistent en des paroxysmes répétés, une apyrexie complète où il y a au moins une interposition d'une rémission évidente.

On divise un accès ou paroxysme régulier d'une intermittente, en trois périodes. Les symptômes les plus remarquables du premier période, sont un sentiment de froid et un tremblement, qui d'après cela a été appelé le *période du froid;* le second, caractérisé par une augmentation de température, a été appelé *le période du chaud.* Le principal symptôme du dernier, qu'on a appelé *le période de la sueur,* consiste dans une copieuse sécrétion qui se fait par la peau.

1°. *Des symptômes de la période du froid des fièvres intermittentes* (1).

Le malade annonce souvent le commencement de l'accès par des bâillemens et des pan-

(1) Afin que l'exposition suivante des symptômes des

diculations qu'il éprouve. Il se plaint d'une lassitude incommode dans tout le corps; quelquefois la foiblesse est telle qu'il peut à peine se supporter lui-même. Il est inquiet, bientôt fatigué de garder la même position, et cependant il sent de la douleur dans l'effort qu'il fait pour en changer; ses idées se succèdent plus rapidement qu'à l'ordinaire, et il trouve qu'il est désagréable de fixer pendant quelque temps son attention sur le même objet. Le pouls est alors plus foible et quelquefois plus lent que dans l'état naturel. Au commencement de ces symptômes le malade ne se plaint pas toujours du froid; mais sa peau, principalement celle des extrémités, est froide au toucher d'une autre personne; ses ongles com-

---

fièvres intermittentes soit moins compliquée, j'en omettrai plusieurs dont je ferai mention au chapitre du *Pronostic ;* je donnerai ici ceux qu'on peut regarder comme constituant plus particulièrement la maladie. Pour éviter la confusion, il est nécessaire d'avoir recours à ce moyen, ou à quelque autre de cette espèce, ce qu'on ne peut pas faire lorsqu'on présente tout à la fois au lecteur une grande variété de symptômes. Nous avons une preuve suffisante de ceci dans la manière dont les écrivains étrangers systématiques, Lieutaud, Bursérius, Frank, etc., ont en général exposé les symptômes des maladies.

mencent bientôt à devenir pâles; la même chose arrive peu à peu aux doigts, aux orteils, aux lèvres, etc. La peau devient rude comme si elle avoit été exposée au froid, et est moins sensible que dans l'état ordinaire; il se plaint, dans ce moment, d'un sentiment de froid qu'il rapporte ordinairement dans la région du dos, et bientôt après il ressent dans la mâchoire inférieure un tremblement qui s'étend graduellement à tout le corps (1).

Dans quelques cas le sentiment du froid est restreint à un ou plusieurs membres, tandis qu'en même temps le reste du corps est brûlant; et tandis que le froid est intense sur la

---

(1) Les dents claquent les unes contre les autres souvent avec une force telle, qu'on trouve, dans l'Histoire de la Médecine, des exemples de vieillards dont les dents ont été cassées pendant l'accès du froid d'une fièvre quarte. Le tremblement de tout le corps est quelquefois si intense, qu'après l'accès du froid le malade peut difficilement mouvoir ses membres; la syncope même est sujette à venir pendant cette période, lorsque les forces ont été très-diminuées. Elle survient rarement plusieurs fois sans exposer la vie du malade. Dans les accès de froid très-intenses et long-temps continués, on a observé, et en particulier chez les personnes âgées, que le corps devient roide comme celui d'une personne morte.

surface, il ressent quelquefois une chaleur brûlante au dedans.

Après que le tremblement a duré pendant quelque temps, quoique le malade se plaigne encore du froid, la chaleur de sa peau augmente graduellement, soit au toucher d'une autre personne, soit mesurée par le thermomètre.

Le pouls est petit, fréquent, quelquefois irrégulier et souvent difficile à trouver pendant la période du froid ; la respiration est fréquente et gênée, elle est accompagnée de toux (1), ou

---

(1) M. Broussais dit, tome Ier, page 107 de son *Histoire des Phlegmasies chroniques :* « Ayant examiné » une foule de malades au moment de l'invasion du » froid, j'ai *toujours* remarqué qu'ils avoient une petite » toux. Depuis que j'ai fait cette observation, j'ai conçu » qu'il falloit avoir les poumons bien robustes, pour » n'être pas enrhumé par la fièvre quand elle se répète » souvent ; et l'expérience m'a convaincu que presque » tous les fébricitans s'enrhumoient durant la saison » froide. »

Le symptôme de la toux avoit été observé par tous les médecins ; mais aucun, je pense, n'en avoit suivi les conséquences comme M. Broussais. Le lecteur lira avec plaisir l'analyse des vues de ce célèbre praticien sur le frisson fébrile dans les fièvres intermittentes. Sans en rechercher la cause, il en examine le mécanisme et les effets ; il adopte l'idée des anciens (embrassée aussi par notre auteur), qui ont dit que dans la période du

interrompue par des soupirs ; il y a de plus un sentiment de pesanteur, et souvent de tension vers la région précordiale, avec un grand abattement.

Le souvenir des choses dans d'autres temps désirables, dégoûte alors, et dans les cas plus intenses le trouble de la pensée qui avoit lieu depuis le commencement du paroxysme venant à augmenter, il s'ensuit quelque degré de délire ou de stupeur. Le délire est une suite plus ordinaire de la période du chaud, et la stupeur

---

froid le sang se retiroit des capillaires extérieurs, et étoit refoulé dans les viscères, pour en être ensuite chassé avec impétuosité dans la période de chaleur ; ce refoulement occasionne nécessairement une impression douloureuse dans les foyers de la vie, qui deviennent le siége d'un engorgement capillaire plus ou moins dangereux, selon l'intensité de l'accès et l'organe sur lequel il se fait ressentir à cause de sa foiblesse relative ; or, de même que le froid affecte plus souvent le poumon, qui est le plus foible vicaire de la peau, de même le frisson fébrile enrhume plus souvent qu'il ne donne d'autres maladies, à moins toujours qu'il n'y ait une prédisposition particulière. Or, si maintenant on calcule les effets de ce balancement alternatif des mouvemens de la périphérie au centre et du centre à la périphérie, on sera moins étonné des suites mortelles des fièvres intermittentes. M. Broussais en a observé plusieurs cas avec une sagacité rare. (*Note du Trad.*)

ou le coma, de celle du froid. La stupeur paroît souvent presque tout-à-fait au commencement du paroxysme.

Quoique ni le délire ni le coma n'accompagnent l'accès du froid, il n'est pas rare de voir que quelque sens s'est considérablement affoibli. Le malade se plaint souvent d'engourdissemens dans les membres, et dans quelques cas on a observé la perte de l'usage de la vue et de l'ouïe (1). Lorsque cela arrive, l'estomac est ordinairement chargé de bile (2).

---

(1) Dans son excellent *Mémoire sur les fièvres intermittentes*, page 41, Voullonne dit que les fièvres intermittentes présentent à cet égard des bizarreries peut-être absolument inconnues dans les fièvres continues. Il rapporte avoir vu une fièvre tierce dont les accès étoient accompagnés d'une cécité parfaite qui se dissipoit avec eux, et fut guérie avec eux. (*Note du Trad.*)

(2) Nous savons que l'estomac en est chargé lorsqu'il y a un goût d'amertume dans la bouche, lorsque l'haleine est fétide, que la langue est jaunâtre et recouverte d'un mucus épais. Lorsque le malade est fatigué par des éructations avec anxiété et un sentiment d'oppression, par la douleur ou la chaleur vers la région de l'estomac, par les nausées, le vomissement, la pesanteur ou la douleur de la tête, par le vertige, la soif et la diarrhée spontanée; lorsque ces symptômes ou une partie existent à un degré considérable, ils forment une de ces divisions inutiles de la fièvre intermittente, auxquelles

Des douleurs des membres du dos et des lombes, ou bien une sensation pareille à celle qu'on éprouveroit si le corps avoit été meurtri, accompagnent fréquemment cette période.

Les extrémités se resserrent au point qu'un anneau qui auparavant serroit, s'échappe du doigt; souvent des ulcères se dessèchent, et des tumeurs s'affaissent (1).

Il y a un grand dérangement dans les fonctions naturelles : l'appétit cesse, il survient des nausées et souvent un vomissement de bile. Dans les intermittentes, et plus encore dans les rémittentes des climats chauds et même des saisons chaudes des climats tempérés, la bile se répand en prodigieuse quantité dans l'estomac et les intestins. Quelquefois la matière rejetée par le vomissement, est un fluide visqueux et transparent, presque insipide, qui est de plus secrété en grande quantité.

Lorsqu'il y a beaucoup de bile dans l'estomac

---

on a fait allusion ci-dessus, et qu'on a appelée *intermittente gastrique. Voyez* une Description détaillée de cette espèce d'intermittente dans le premier volume de l'excellent ouvrage de Frank, qui a pour titre : *Epitome de cur. hom. morb.*

(1) Ces effets ne sont que temporaires, car pendant la période du chaud, ou après le paroxysme, les tumeurs et les ulcères reviennent à leur premier état.

et les intestins, il arrive fréquemment (particulièrement vers le commencement de l'accès de chaud) qu'elle est rendue par les selles aussi-bien que par le vomissement. En effet la bile prédomine souvent à un tel degré dans ces fièvres, que le malade semble être atteint de l'ictère, et que le sérum du sang et l'urine sont teints en jaune.

Il y a toujours soif; la bouche et l'arrière-bouche sont sèches et pâteuses; si l'urine n'est pas teinte par la bile, elle est presque sans couleur et sans nuances ou sédiment; s'il n'y a pas de bile dans les premières voies, les selles sont rares dans ce période.

Tels sont les symptômes du période du froid; toutefois ils sont très-variés suivant les cas. Ils ne sont pas toujours également bien marqués, et on ne peut pas toujours les observer tous; même les principaux, le sentiment du froid et le tremblement, etc., peuvent être si peu prononcés, qu'il nous seroit difficile de dire s'ils ont existé.

La durée de ce période varie beaucoup, quelquefois il dure quatre ou cinq heures ou davantage, particulièrement dans les intermittentes qui ont de longs périodes; d'autres fois il ne dure pas plus d'une heure et demie ou même moins, particulièrement dans les rémittentes et surtout dans celles qui se rapprochent de la forme continue. La durée moyenne est entre une ou deux heures (1).

La période du froid devient en général plus courte à mesure que la maladie augmente en intensité ; et surtout, comme nous le verrons, à mesure qu'elle éprouve un prolongement ou un redoublement de ses paroxysmes. *Voyez* la Section III de ce Chapitre.

2°. *Des symptômes des périodes du chaud et de la sueur.*

Il paroît que la période du chaud est quelquefois amenée par le vomissement qui accompagne la période du froid, ou bien le froid et le tremblement après avoir alterné pendant quelque temps avec des accès de chaleur de peu de durée, ce froid et ce tremblement, dis-je, diminuent par degrés, et il se répand enfin une chaleur plus permanente sur tout le corps ; à la pâleur et au resserrement de la peau succèdent une rougeur et une plénitude générale, qui toutefois a plutôt l'apparence d'une turgescence que d'un relâchement ; car la peau reste toujours sèche.

---

(1) *Voyez* M. Bride, *Introduction to the Theory and Practise of Medicine.* (Introduction à la Théorie et la Pratique de la Médecine.)

La chaleur s'élève souvent dans ce période de six ou huit degrés du thermomètre de Farenheit, au-dessus de la température naturelle. Le docteur Fordyce dit que le degré le plus haut qu'il ait observé, est le cent cinquième; d'autres auteurs font mention de degrés plus élevés. Le pouls devient alors régulier, fort et plein; et cet état augmente en général jusqu'à ce que la sueur se déclare. La respiration est plus grande et plus libre, et le sentiment de roideur dans la poitrine est un peu adouci; cependant dans la plupart des cas, la respiration continue à être plus fréquente et plus gênée que dans l'état de santé. La sensibilité, qui étoit altérée dans la période du froid, s'augmente d'une manière alarmante dans celle du chaud; le malade ne peut pas souffrir le bruit, et l'impression de la lumière lui est à charge; les douleurs des membres continuent, le mal de tête survient ou augmente, il est fréquemment accompagné d'un battement des artères temporales et du tintement des oreilles: la confusion des idées est surtout plus grande ici que dans le premier période, et elle amène plus fréquemment le délire (1).

(1) Il n'est pas rare de voir à ce période le malade se plaindre de douleur, de chaleur, et de tension accom-

Les nausées et le vomissement diminuent, mais en général la soif augmente; de limpide qu'elle étoit, l'urine devient souvent fort colorée, mais elle est encore sans sédiment; quant à tout le reste, l'état des fonctions naturelles est à peu près le même que dans l'accès du froid; à moins qu'il n'y ait diarrhée, les selles n'ont guère lieu que vers la fin du paroxysme, et alors elles sont abondantes.

Les hémorrhagies ont féquemment lieu dans la période du froid; le sang coule de l'utérus, du rectum, si le malade est sujet aux hémorrhoïdes, quelquefois il vient des poumons, des oreilles, mais le plus ordinairement il coule par le nez; si l'hémorrhagie du nez est abondante, c'est presque toujours un symptôme favorable, et quelquefois elle soulage immédiatement; mais s'il ne découle que quelques gouttes de sang, le docteur Cleghorn dit qu'il en tiroit ordinairement un mauvais pronostic; d'autres auteurs ont fait la même observation.

---

pagnées de plus d'un sentiment de pulsation dans l'estomac et les intestins; toutefois c'est un symptôme peu fréquent, et qui semble généralement dépendre de la présence de quelque matière irritante, car il indique quelquefois l'inflammation des premières voies.

Cependant les hémorrhagies qui paroissent vers le commencement de la période du chaud, sont en général la conséquence de la circulation qui est trop rapide, et alors quoiqu'elles ne soulagent pas on doit rarement les regarder comme défavorables. Lorsque nous traiterons des symptômes du typhus, je ferai remarquer une autre espèce d'hémorrhagie qui accompagne rarement les fièvres dont je parle, à moins qu'elles n'aient pris la forme des fièvres continues, par suite d'un état de foiblesse du système, et alors ces hémorrhagies sont presque toujours défavorables.

La présence des hémorrhagies ne nous aide à juger l'événement d'une maladie que lorsque nous fesons attention aux symptômes qui les accompagnent, et aux parties du corps d'où le sang coule; elles peuvent fournir le pronostic le plus favorable ou le plus fatal. J'observerai seulement ici maintenant que lorsque l'excitation est considérable, elles deviennent souvent favorables, et rarement nuisibles; lorsque l'excitation est trop foible elles sont rarement avantageuses, et souvent elles amènent les suites les plus désastreuses.

Lorsque la fièvre a duré pendant long-temps, et que les rémissions sont devenues moins complètes, spécialement lorsque la fièvre épidémique est d'une nature maligne, alors on voit paroître un grand nombre de symptômes, dénotant une grande débilité, et fournissant un mauvais pronostic, mais ils appartiennent plutôt aux fièvres continues qu'aux intermittentes.

La violence de l'accès du chaud n'est pas toujours proportionnée à celle du période du froid. Le docteur Cleghorn nous dit qu'il a toujours vu que les fièvres les plus violentes surviennent sans aucune période de froid ; cependant on a souvent observé que, le type de la fièvre étant le même, plus la période du froid est longue, plus l'accès du chaud qui lui succède est violent ; quant aux fièvres intermittentes de différens types, on ne peut pas du tout leur appliquer ce raisonnement, mais plutôt le raisonnement contraire, ainsi que nous le verrons.

La période de la chaleur est enfin terminée par une sueur abondante, qui commence ordinairement vers la tête et la poitrine, et s'étend graduellement au dos et aux extrémités. La force inaccoutumée et la fréquence du pouls diminuent alors, et la respiration devient libre. L'urine dépose un sédiment semblable à la brique, qu'on a appelé *briqueté* ; ou bien un sédiment abondant, légèrement rougeâtre ou blanchâtre. Le malade s'endort ordinairement lorsque les symptômes de la fièvre diminuent; ils le laissent dans un état de foiblesse et d'abattement.

Quoique le malade soit exempt de fièvre entre les paroxysmes d'une fièvre intermittente, cependant il jouit rarement d'une parfaite santé, surtout si l'accès a été intense; il semble accablé et assoupi, il se fatigue aisément, il se plaint du manque d'appétit. Si sa peau n'est pas très-sèche, elle a une tendance à la sueur, plus grande que dans l'état de santé; le vomissement et les selles ont alors souvent lieu. Plus il est accablé par ces mêmes symptômes pendant l'apyrexie, plus il y a lieu de craindre que le paroxysme suivant sera intense.

Toutes les fièvres intermittentes tendent plus ou moins à se changer en continues : la tendance à devenir continues est défavorable; la tendance contraire fournit un bon pronostic (1).

(1) Je ne veux pas abandonner la description de l'accès régulier des intermittentes, sans citer le rapprochement ingénieux que Voullonne fait des fièvres continues et des intermittentes. Il regarde chaque accès d'une fièvre intermittente, pris à part, comme constituant en lui-même une fièvre continue, avec ses trois périodes bien distinctes, le commencement, l'état et la déclinaison; en effet, on observe dans l'accès d'une

SECTION II.

Des symptômes anomaux des fièvres intermittentes.

On peut diviser en quatres classes les états anomaux des fièvres intermittentes. La première, comprenant les cas dans lesquels l'ordre des divers périodes qui constituent le paroxysme, est dérangé, ou dans lequel quelques périodes manquent. La seconde, ceux dans lesquels tous les paroxysmes, ou quelques-uns de leurs périodes, sont restreints à des parties du corps. La troisième, ceux dans lesquels certains symptômes l'emportent à un tel point, qu'ils altèrent considérablement l'aspect de la maladie. Et enfin la quatrième comprenant ces cas dans lesquels d'autres maladies ou des symptômes particuliers prennent la forme d'une fièvre intermittente.

Cleghorn (1), Sénac (2) et autres observent que la période du froid manque quelquefois,

---

fièvre intermittente tout l'appareil des symptômes qui appartiennent en général à la fièvre continue. *Voyez* son Mémoire, page 33 et suiv. (*Note du Trad.*)

(1) Docteur Cleghorn, *on the Diseases of Minorca.* (Des Maladies de Minorque.)

(2) Sénac, *de Febribus.*

et particulièrement aux premiers périodes de la maladie; quelquefois il accompagne seulement quelques paroxysmes : Franck (1) remarque que la période du chaud elle-même est quelquefois à peine perceptible; dans d'autres circonstances comme dans les cas dont Sénac (2) fait mention, les périodes du chaud et de la sueur ont lieu à la fois. Franck observe que l'accès du chaud précède quelquefois celui du froid, et que quelquefois la peau restant sèche pendant tout le paroxysme (3), il n'y a pas de période de sueur « Le trouble et l'inquiétude » d'une fièvre intermittente, dit le docteur » Jackson (4), qui, dans presque tous les cas, se » terminent par la sueur, disparurent chez » quelques-uns par les urines ou les selles, ou » peut-être disparurent par d'autres voies sans » qu'on aperçût aucune évacuation surnatu- » relle. » Le docteur Cleghorn donne des observations de ce genre. Bursérius (5) et Schenkius (6) rapportent dans leurs ouvrages des

(1) Frank, *Epitome de cur. morb.*

(2) *De Febribus.*

(3) Sénac, *de Febribus.*

(4) Jackson, *on the Fever of Jamaica.* (De la Fièvre de la Jamaïque.)

(5) Burserius, *Inst. med. tract.*

(6) Schenkius, *Observ. med. rariores.*

cas dans lesquels l'ordre des périodes étoit si interverti, que dans un cas la période du froid fut la dernière, et dans un autre celle de la sueur la première.

La seconde classe des cas anomaux des fièvres intermittentes, comprend ceux dans lesquels le paroxysme, ou quelques-uns de ses périodes, est restreint à des parties du corps en particulier. Vogel (1) observe que le froid saisit quelquefois tel membre seulement, le bras par exemple, qu'il est quelquefois restreint sur une moitié de la tête (2); bien plus, tout l'accès est quelquefois confiné dans une partie du corps, qui subit les symptômes des

---

(1) Vogel, *Prælect. Acad. de cog. et cur. morb.*

(2) Le docteur Alibert, dans son savant ouvrage sur les *Fièvres pernicieuses intermittentes*, rapporte un phénomène anomal analogue; il dit : « Dans certaines circonstances, les lois de la sympathie paroissent interrompues dans les organes qui ont entre eux la plus grande analogie de structure; c'est ainsi que, dans le même membre, des parties se trouvent glacées par le froid, tandis que d'autres sont brûlées par la chaleur. J'ai vu un malade chez lequel la sensibilité des nerfs qui se distribuent à l'ouïe étoit extraordinairement augmentée, tandis que celle des nerfs qui se distribuent aux autres sens étoit presque anéantie. » Le docteur Broussais cite un exemple d'une rongeur quotidienne du nez, avec chaleur et sensibilité augmentée, qui céda

périodes du froid, du chaud, et de la sueur, pendant que le reste du corps n'est pas du tout affecté (1).

La troisième classe comprend les cas dans lesquels certains symptômes l'emportent à un tel point, qu'ils altèrent considérablement l'aspect de la maladie. « Quelquefois, observe » le docteur Cleghorn, un ou deux symptômes » de l'accès prédominent avec une telle inten- » sité, que les autres en sont obscurcis ou » entièrement effacés; de là vient que nous » rencontrons si fréquemment des migraines, » des choléra-morbus, des dysenteries et des » coqueluches qui viennent régulièrement à » des époques fixes, et qu'on a donné à plu- » sieurs fièvres de cette classe des noms parti- » culiers à cause de quelques symptômes pré- » dominants. » J'ai déjà eu occasion d'en parler. Le docteur Cleghorn observe dans un autre endroit que les fièvres intermittentes sont quelquefois si compliquées de douleurs de tête, de poitrine, de l'abdomen, du dos ou des lombes,

---

à l'emploi du quinquina. Les Journaux de médecine renferment des faits très-curieux sur ces singularités des fièvres intermittentes. (*Note du Trad.*)

(1) Il y a un exemple frappant de cette nature rapporté dans la *Nosologie méthodique* de Sauvages.

qu'elles ressemblent à une pleurésie, à une frénésie, à l'hépatitis, ou au lumbago, particulièrement lorsque les rémissions sont peu sensibles.

J'ai connu des malades, dit Stork (1), qui, avec la fièvre, étoient saisis chaque jour à un temps déterminé de palpitations de cœur, ou d'une grande anxiété vers la région précordiale, avec une toux sèche et violente; d'autres étoient en proie à une douleur violente de toute ou d'une partie de la tête; John Pringle (2) observe que parmi les fièvres intermittentes qui régnoient dans l'armée, il y en eut quelques-unes qui attaquèrent la tête si soudainement, et avec une telle violence, que sans aucun symptôme avant-coureur d'indisposition, les soldats couroient çà et là d'une manière égarée, et qu'on les croyoit fous, jusqu'à ce que la solution de la maladie et ses retours périodiques en eussent montré la véritable nature.

Le docteur Rush (3), et plusieurs autres,

---

(1) Stork, *Anni medici.*

(2) John Pringle, *Observations on the Diseases of army.* (Observations sur les Maladies des armées.)

(3) Rush, *Med. Obs. and Inquir.* (Recherches et Observations médicales.)

font mention de cas de fièvres intermittentes accompagnées de délire; et particulièrement le docteur Clark, dans le quatrième volume de ses Observations et Recherches Médicales. On peut encore regarder comme des anomalies, la grande tuméfaction de la langue, la strangurie, une profonde horreur avec le désir de la mort, et des furoncles sur la peau, tout cela rapporté comme des symptômes fréquens de la fièvre bilieuse de Bussarach (1). Il y a, dans le sixième volume des Essais de Médecine d'Édimbourg, un cas rapporté par M. Bain, dans lequel l'épilepsie accompagnoit le paroxysme d'une intermittente; et il y a, dans le quinzième volume des Commentaires de Médecine, un autre cas rapporté par M. Davidson, dans lequel les paroxysmes étoient accompagnés d'amaurose.

En un mot, il y a une très-grande variété de formes anomales qui appartiennent à cette classe; il est impossible d'énumérer toutes celles qu'on a observées; celles dont je viens de

---

(1) Il y a une bonne description de cette redoutable fièvre dans l'ouvrage qui a pour titre : *The Transactions of a Society for the improvement of Medical and Surgical Knoweldge for* 1793. (Transactions de la Société pour les progrès des connoissances Médicales et Chirurgicales.)

parler suffiront pour tenir le praticien en garde, et prévenir son embarras. D'après les observations d'un grand nombre d'auteurs, il paroît que lorsque nous réussissons à guérir la fièvre par les moyens ordinairement employés, ces symptômes anomaux disparoissent en même temps qu'elle; c'est ce qui est même arrivé dans les deux cas que je viens de citer où l'épilepsie et l'amaurose étoient compliquées avec elle.

Bien plus que tout cela, pour embrouiller les fièvres intermittentes et augmenter leur irrégularité, on voit quelques symptômes prédominer dans un paroxysme, et d'autres d'une nature entièrement différente prédominer dans un autre.

Lorsque de tels symptômes prédominent, ils dérangent souvent la fièvre à un tel point, qu'il est impossible de dire de quel type elle est; mais s'ils sont survenus lorsque la fièvre existoit déjà, cette dernière reprend en général, lorsqu'ils diminuent, le même type qu'elle avoit avant leur apparition.

La dernière classe des cas anomaux comprend ceux dans lesquels d'autres maladies ou des symptômes particuliers prennent la forme d'une fièvre intermittente.

Il arrive que certains symptômes, tels que

la douleur dans quelque partie de la tête, le coma, le délire, même le hoquet, reviennent pendant plusieurs paroxysmes avec la fièvre intermittente, et qu'à la longue ils ont lieu à des intervalles fixes, après que tous les symptômes de la fièvre sont guéris. Senac et quantité d'autres auteurs rapportent des cas de cette espèce. Mais il n'arrive pas toujours que les symptômes, qui reviennent ainsi périodiquement, accompagnent une fièvre intermittente; ils se manifestent quelquefois sans fièvre depuis le commencement, et continuent à reparoître à un intervalle quotidien, tierce et quarte.

Stork (1) rapporte un cas d'amaurose qui revenoit de cette manière. On a observé que des douleurs rhumatismales se comportent ainsi. Le docteur Rush (2) rapporte plusieurs cas de cette nature. Dans le premier volume des Commentaires de Médecine, le docteur Chapman a donné un détail très-curieux sur des douleurs des poumons qui prenoient la forme d'une fièvre intermittente. Le docteur Strack (3)

(1) *Voyez* ses *Anni medici.*

(2) *Voyez* ses *Med. Obs. and Inquir.* (Recherches et Observations médicales.)

(3) *Voyez* Strack, *de Febre intermit.*

énumère un grand nombre de symptômes anomaux qui appartiennent à cette classe; il rapporte un cas qui ne prit jamais d'autre forme que celle du coma; il observa aussi une inflammation des yeux qui avoit la forme d'une intermittente; et il dit que la pleurésie, le cholera, la colique, la goutte, l'hystérie et les convulsions peuvent aussi prendre la même forme.

Ce qui mérite une attention particulière c'est que ces cas, quoique différens des fièvres sous tous les rapports, excepté dans leur retour périodique, guérissent par les mêmes moyens qui guérissent les premières : c'est un fait très-curieux, établi par une observation très-suivie.

Avant de quitter les symptômes anomaux des fièvres intermittentes, j'ajouterai seulement qu'elles laissent quelquefois après elles des tremblemens irréguliers, qui souvent se montrent très-rebelles; il y a des cas de cette nature, rapportés par Monro, dans le second volume des Essais et Observations de Médecine d'Édimbourg; et par M. André Willison, dans le quatrième volume du même ouvrage. Le cas rapporté par ce dernier, céda à l'emploi des bains froids.

SECTION III.

Des symptômes propres aux différens types.

Nous avons jusqu'ici traité des symptômes essentiels des fièvres intermittentes, ou qui en général les accompagnent ; avant de quitter cette partie du sujet, il est convenable de dire quelque chose des symptômes propres à chacune des espèces dont nous avons considéré les variétés.

La quotidienne est comparativement une fièvre rare ; quelques auteurs ont même nié son existence, chose pour laquelle ils ont été à bon droit censurés par Eller. Nous trouvons souvent des intermittentes dont les paroxysmes reviennent chaque jour ; mais le plus grand nombre de ces dernières sont des doubles-tierces, dans lesquelles les accès ne reviennent pas tous les jours à la même heure, ou s'ils reviennent ils sont différens, c'est-à-dire, qu'ils n'ont pas la même durée, ou le même degré de violence, ou que la violence et la durée de leurs périodes ne sont pas dans la même proportion.

Le docteur Cullen observe, dans sa définition de la quotidienne que nous avons citée, que ses paroxysmes viennent dans la matinée; cela arrive généralement, mais non toujours.

Dans la quotidienne, la période du froid est plus courte, moins intense, et manque plus souvent que dans la tierce et la quarte; mais tout le paroxysme est en général plus long que dans les autres fièvres, car la quotidienne est très-sujette à prendre la forme continue. Lorsque les autres fièvres sont sur le point de devenir continues, elles prennent dans le commencement l'apparence de la quotidienne, au point qu'elles ont un paroxysme chaque jour.

Galien dit que tout médecin devroit, d'après les phénomènes d'un premier accès, reconnoître de quel type sera une fièvre intermittente. Voici le diagnostic qu'il donne pour reconnoître le paroxysme d'une quotidienne : la chaleur est plus humide que dans les autres intermittentes, et jointe à une espèce d'acrimonie, dont on ne s'aperçoit pas immédiatement par le tact; la soif est moindre, et il se fait par le vomissement et par les selles une évacuation d'humeurs phlegmatiques; le corps abonde d'humeurs crues. L'âge ou le tempérament du malade sont trop humides, et la saison de l'année ou l'état de l'atmosphère sont chargés de brouillards; il n'y a jamais dans une quotidienne, ajoute-t-il, une chaleur aussi forte que dans le paroxysme d'une tierce. Nous ne pouvons pas nous confier à ce diagnostic pour pronostiquer le type de la fièvre, bien qu'il ne mérite pas d'être entièrement dédaigné. Quoi que ce soit que la pratique étendue de Galien l'ait mis en état de faire, on admet généralement aujourd'hui que nous pouvons rarement déterminer le type d'une intermittente d'après les symptômes d'un seul paroxysme. Tout bien considéré cependant, lorsqu'un paroxysme modéré a lieu dans la matinée, particulièrement dans le printemps, il annonce souvent un accès d'une quotidienne.

Dans la tierce simple, le période du froid est en général plus long et plus intense que celui de la quotidienne; mais tout l'accès est plus court, car dans la plupart des cas il ne dépasse pas dix où douze heures, et souvent il se termine en cinq ou six.

La période du froid, dans la tierce, est au total moins intense et de plus courte durée que dans la quarte; mais tout le paroxysme de la première est généralement plus long.

Galien observe que souvent, au commencement du paroxysme d'une tierce, il y a une sensation douloureuse comme si on étoit piqué. La soif, dit-il, est toujours urgente, la chaleur vraiment forte et universellement répandue sur tout le corps; elle affecte fortement la main du médecin dès qu'il touche le malade; mais bientôt après elle semble moindre que celle de la main même du médecin. De pareilles observations sur la chaleur dans les fièvres semblent d'abord bizarres; cependant nous verrons, lorsque nous en viendrons à traiter de certaines espèces de fièvres continues, qu'elles ne sont pas tout-à-fait sans fondement (1). Il n'est pas difficile de supposer que la secrétion malade de la peau puisse modifier la sensation produite par l'augmentation de la température.

Eller soutient que le froid est plus considérable dans la tierce, et il confirme l'observation de Galien, que la température est plus haute que dans les autres intermittentes (*calor magis urens*). Hoffman, Huxham et autres ont encore cherché à caractériser le paroxysme de la tierce; mais il n'y a pas de diagnostic qui

---

(1) *Voy.* les Observations de John Pringle; d'Huxham, dans son Traité des Fièvres; de Moore, dans ses *Medical sketches* (Essais de Médecine); et autres Auteurs sur ce sujet.

puisse nous rendre capables de le distinguer avec quelque certitude de celui des autres fièvres intermittentes : nous ne pouvons pas non plus le faire d'après l'heure du jour à laquelle il survient. Il fait, à la vérité, souvent son invasion vers le milieu du jour, mais cela n'est nullement constant. Dans les doubles-tierces les accès ont lieu quelquefois alternativement avant et après midi ; nous avons dit que les paroxysmes, qui arrivent vers le soir, sont en général les plus intenses.

La tierce se prolonge quelquefois, mais rarement pendant plusieurs mois ; dans l'automne elle se change de temps en temps en quarte, et alors elle dure beaucoup plus longtemps ; elle est au surplus moins opiniâtre que les autres intermittentes ; mais Frank (1) observe avec raison que de toutes les intermittentes, elle est la plus portée à devenir maligne, et qu'elle paroît très-souvent comme épidémique. S'il y a quelque exception à faire à la première de ces observations, c'est sous le rapport de la quotidienne, lorsqu'elle paroît dans l'automne, ce qui arrive rarement.

Les intermittentes vernales sont presque toujours ou quotidiennes, ou tierces ; Syden-

---

(1) *Epitome de cur. hom. morb.*

ham (1) les regarde, non-seulement comme non-dangereuses, mais comme salutaires; et si elles durent jusqu'à l'automne, il observe que cette saison étant défavorable à ces espèces de fièvres, elles se guérissent en général d'elles-mêmes; on doit observer d'un autre côté que si les tierces automnales se prolongent jusqu'au printemps suivant, il met en général fin à leur existence. Les intermittentes vernales, leur type étant le même, sont moins intenses que les automnales; sont moins sujettes à devenir continues, à s'accompagner de symptômes bilieux, et à être suivies de conséquences dangereuses; de plus elles sont moins disposées à revenir.

Dans les intermittentes vernales, c'est l'excitation générale qui prédomine; dans les automnales, c'est la débilité. Nous verrons dans la suite de cet ouvrage une entière explication de cette observation, qu'il est toujours en notre pouvoir de diminuer l'excitation autant que nous le voulons, au lieu qu'il nous est souvent impossible de l'augmenter suffisamment. De là vient surtout que les fièvres intermittentes d'automne sont plus dangereuses

(1) *Sydenhami Opera*, *sectio de Febribus intermittentibus*.

que les vernales. A mesure que nous avancerons dans la considération des maladies fébriles, il paroîtra que cette observation plus que toute autre, influe sur notre pratique dans les fièvres idiopathiques.

Le docteur Brocklesby (1) nous a dit qu'il n'a jamais vu un exemple d'une quarte qui soit survenue au printemps, et son expérience étoit très-étendue (2).

Elle fait souvent son invasion dans l'après-midi, la période du froid surtout est plus intense et de plus longue durée que celle de la tierce ou de la quotidienne; elle dure en général pendant deux heures environ, et quelquefois plus long-temps. Le docteur Grant (3) dit qu'il a vu l'accès de froid de la quarte durer quinze heures. Eller et d'autres auteurs observent que la sensation du froid n'est pas en

---

(1) *Voyez* le docteur Brocklesby, *Observations on the Diseases of army.* (Observations sur les Maladies de l'armée.)

(2) En parlant des causes des fièvres intermittentes, nous verrons que dans les climats où les changemens des saisons sont remarquables, c'est dans le printemps et l'automne qu'elles sont le plus fréquentes.

(3) *Voyez* Grant, *Observations on Fevers most frequent in London.* (Observations sur les Fièvres les plus fréquentes à Londres.)

général aussi grande que dans l'accès du froid de la tierce.

L'accès d'une quarte tout entier est généralement plus court que celui de la quotidienne ou de la tierce.

Galien observe qu'à l'invasion des quartes le pouls est comme serré et profond, et qu'il n'y a pas ce sentiment de battement pénible que nous trouvons dans l'accès de froid de la tierce; le malade éprouve une sensation comme si toutes ses parties molles étoient moulues. Voici peut-être le meilleur diagnostic de l'accès d'une quarte : le froid n'est pas aussi violent que dans la tierce mais il est de plus longue durée, la chaleur est plus tempérée et plus sèche, et la sueur modérée (1).

La fièvre quarte est plus sujette que les autres intermittentes à traîner à sa suite des obstructions des viscères; cela est dû probablement à ce qu'elle est plus opiniâtre. Comme la goutte, on l'a appelée *opprobrium medicorum*. Quelques auteurs assurent qu'ils ont vu une quarte durer vingt ou trente ans. Sydenham remarque cependant qu'après un petit nombre d'accès elle quitte les personnes qui en sont attaquées pour la seconde fois. Lorsqu'elle a été opiniâtre et

(1) *Voyez* Eller, *de cog. et cur. morb.*

accompagnée de délire, le malade reste quelquefois pendant long-temps après dans un état d'imbécillité, comme cela arrive plus souvent après certaines espèces de fièvres continues.

La quarte est principalement intense chez les vieillards; en général les jeunes individus en guérissent mieux, avant ou dans le printemps suivant. Sydenham dit qu'il a été surpris de voir des enfans avoir la fièvre quarte pendant six mois et la bien supporter.

Quoique fièvre intermittente automnale, elle est moins que toute autre portée à devenir continue ou à s'accompagner de symptômes dangereux.

Au surplus, la principale différence entre les paroxysmes des différens types consiste dans leur durée, et la durée proportionnelle de leurs divers périodes. Dans la quotidienne, l'accès du froid est en général plus court que dans les autres deux espèces; mais tout le paroxysme est plus long; l'accès du froid de la tierce est plus long que celui de la quotidienne, mais plus court que celui de la quarte; et tout le paroxysme est plus court que celui de la quotidienne, mais plus long que celui de la quarte. En général la quarte a le plus long accès de froid, mais le paroxysme est le plus court. Dans les différens types donc, la durée de l'accès du froid est proportionnée à celle des intermissions ; le contraire de ceci est vrai pour la durée de tout le paroxysme. Nous allons considérer maintenant la manière dont les différens types prennent plus ou moins la forme continue. Quoiqu'il ait été déjà fait mention de quelques faits relatifs à cette partie du sujet, il peut être utile de les présenter ici sous un seul point de vue.

SECTION IV.

De la manière dont les différens types tiennent plus ou moins de la fièvre continue.

Les médecins ont cherché pendant longtemps à déterminer d'où provenoit que quelques fièvres prennent la forme des intermittentes, tandis que d'autres prennent celle des continues, ou du moins sont telles, qu'on peut à peine apercevoir les rémissions légères qui y ont lieu. Mais à la première vue de plusieurs de leurs opinions, il paroît combien leurs efforts ont été vains. L'observation ne soutient pas même les théories de Sydenham sur ce sujet. Ce seroit mal employer le temps, que de parler de la valeur de ces hypothèses. Jetons un coup d'œil sur les faits qui y ont donné lieu.

Lorsque les accès de la quotidienne se prolongent, il ne reste pas de temps pour l'apyrexie. C'est ainsi que l'intermittente se change en rémittente, à mesure que les paroxysmes se prolongent, les rémissions sont moins perceptibles; et la fièvre, à la longue, devient continue.

Comme nous l'avons vu, la tierce est sujette à un redoublement de ses paroxysmes, et elle peut aussi alors prendre facilement la forme continue; car une observation qui est d'une application générale, c'est que lorsqu'il y a un redoublement des paroxysmes, non-seulement les nouveaux sont plus prolongés que les anciens, mais les anciens deviennent encore plus prolongés qu'ils ne l'étoient avant que les nouveaux eussent paru. Quoique le paroxysme soit prolongé dans son entier, la durée de l'accès du froid diminuera d'autant plus que celle de l'accès du chaud augmentera, tellement que lorsque la fièvre aura pris la forme continue, l'accès du froid sera à peine sensible dans sa plus grande partie. Il faut observer de plus, que lorsqu'une intermittente prend la forme continue, les symptômes de la période du chaud deviennent en général plus intenses en proportion que cette période se prolonge, et que les symptômes de la période du froid deviennent plus doux en proportion que cette période est aussi plus courte.

La quarte prend rarement la forme continue; la quarte triple est une maladie rare : si elle éprouve un redoublement de ses paroxysmes, elle peut aisément devenir continue.

Les nouveaux paroxysmes ajoutés à une tierce ou à une quarte, lorsqu'ils deviennent doubles par exemple, ressemblent toujours aux paroxysmes de la nouvelle fièvre; car leur type est le même.

Van-Swieten observe que les quintanes et les autres intermittentes à types plus prolongés, ne prennent jamais, autant qu'il en peut juger, la forme continue.

On verra ci-après que les principales circonstances, si ce ne sont pas les seules qui forcent les intermittentes à tenir davantage de la forme continue, sont la diathèse inflammatoire et la débilité. C'est la première que nous avons le plus souvent à combattre dans ces fièvres; c'est pourquoi les moyens de la guérir avec sûreté, c'est-à-dire sans courir le risque d'amener un état opposé et plus dangereux de débilité, forment une partie essentielle de leur traitement.

Au lieu de devenir plus continues, les intermittentes le deviennent quelquefois moins, c'est toujours un symptôme favorable. Lorsqu'un redoublement des paroxysmes d'une tierce ou d'une quarte a eu lieu, ils deviennent de nouveau simples, et à mesure qu'ils le deviennent, les accès qui restent deviennent en même temps plus courts, tandis que le période du froid devient de nouveau plus long.

En changeant de type les intermittentes prennent quelquefois une forme plus intermittente. Après que la violence de la fièvre est passée, il n'est pas rare qu'une quotidienne ou une tierce automnale se changent en une quarte.

Les fièvres continues peuvent aussi se changer en une forme plus ou moins intermittente; lorsque cela arrive, elles ont pour la plupart été auparavant intermittentes, ou elles ont paru avec des symptômes inflammatoires pendant que des fièvres intermittentes étoient épidémiques. Au reste, toutes les espèces de fièvres continues peuvent prendre la forme intermittente.

SECTION V.

Des maladies avec lesquelles se compliquent le plus souvent les fièvres intermittentes.

Quand à la variété des symptômes qui se montrent souvent dans les fièvres intermittentes, variété qui provient de leur complication avec d'autres maladies, je n'en dirai que peu de chose parce que je ne traite pas ici des différentes maladies auxquelles ces intermittentes appartiennent. Les maladies avec lesquelles les intermittentes se compliquent le plus fréquemment sont ; la diarrhée, le cholera, la dysenterie, les obstructions des viscères, l'hydropisie, la jaunisse, et diverses espèces d'inflammation. L'inflammation de quelques-uns des viscères, et la fièvre rémittente, sont les plus ordinaires de ces complications. De Haen (1) et d'autres, rapportent plusieurs cas de rémittentes dans lesquelles on trouva à l'autopsie, l'estomac et les intestins enflammés et sphacélés. On a remarqué que cette combinaison est remarquablement fréquente dans certaines épidémies (2). Bartho-

(1) *Voyez* son *Ratio medendi.*

(2) Le docteur Broussais a observé, dans la ville

lin (1) en particulier donne une relation d'une rémittente irrégulière qui exerça ses ravages à Copenhague, et qui étoit toujours accompagnée d'inflammation de l'estomac et du duodénum. Nous avons une relation d'une fièvre semblable qui régna à Leyde, faite par le professeur Silvius de La Boe (2). Le cerveau est aussi quelquefois le siége de l'inflammation dans les rémittentes, comme il paroît d'après la relation des autopsies faites par John Pringle (3) et autres. Le rhumatisme accompagne souvent les intermittentes des climats froids (4).

Les fièvres intermittentes vernales sont très-souvent compliquées avec des maladies inflammatoires, et celles de l'automne avec

---

d'Udine en Frioul, une épidémie de fièvres intermittentes qui étoit semblable à celles dont parle notre auteur; il trouva que les fièvres intermittentes se compliquoient fréquemment dans cette constitution avec une phlogose des membranes muqueuses des voies alimentaires. *Voyez* son *Hist. des Phlegm. chron.* page 129, tome II, 2e édition. (*Note du Trad.*)

(1) Barthol. *Hist. anatom. rar. hist.* 56.

(2) *Prax. med. append. tract.* x.

(3) *Voyez* ses *Observations on the Diseases of army.* (Observations sur les Maladies de l'armée.)

(4) *Voyez* les épidémies décrites par John Pringle dans ses *Obs. on the Diseases of army.* (Obs. sur les Maladies de l'armée.)

des maladies de débilité, particulièrement avec la dysenterie.

On doit attribuer la combinaison de quelques-unes des maladies ci-dessus énumérées avec les fièvres intermittentes, à la nature de l'épidémie, au climat ou au tempérament du malade ; cependant quelques-unes sont les effets de la fièvre elle-même, les indurations squirrheuses des viscères, par exemple, et leurs suites : l'atrophie, l'ictère et d'hydropisie. Le foie et la rate sont les viscères le plus souvent affectés (1).

Les fièvres intermittentes répriment aussi

(1) Lorsque nous réfléchissons sur la nature de la circulation dans le foie, et d'où lui vient la plus grande partie de son sang, nous ne sommes pas en peine d'expliquer l'ascite qui quelquefois accompagne son induration; il n'est pas non plus difficile de concevoir comment une induration et une augmentation de ce viscère ou de la rate, produisent une anasarque des extrémités inférieures, qui s'étend graduellement sur tout le corps; c'est parce que la veine cave ascendante est exposée à la pression des viscères augmentés. Il est évident aussi que l'ictère doit être fréquemment la suite de l'induration du foie ou du pancréas; il n'y a qu'à considérer la situation des conduits biliaires que les parties augmentées de l'un de ces viscères peuvent comprimer. Les fièvres intermittentes qui se prolongent pendant long-temps, produisent la cachexie et l'atrophie, en occasionnant l'obstruction du mésentère et des autres glandes de l'abdomen.

quelquefois des évacuations habituelles, les flux menstruels et hémorrhoïdaux, et quelquefois elles interrompent la sécrétion du lait chez les nourrices. De temps en temps elles occasionnent encore par la sueur ou par les selles, des évacuations excessives, des menstrues, des lochies, etc. (1).

Les médecins ont pensé pendant long-temps que si les fièvres intermittentes ne sont pas extraordinairement intenses, elles prédisposent à une bonne santé et à une longue vie. A moins, dit Boerhaave, que ces fièvres ne soient malignes, elles disposent le corps à la longévité (2), et le purgent de maladies invétérées. Je ne crois pas, observe son commentateur, qu'un médecin qui a observé cette maladie veuille nier qu'après les fièvres quartes qu'on n'a pas troublées par des remèdes puis-

---

(1) *Voyez* sur ces effets des fièvres intermittentes les observations de Strack, *de Febribus intermitt.*; Brocklesby, *On the Diseases of the army*, (sur les Maladies de l'armée); Jackson, *On the Fevers of Jamaica, etc.* (sur les Fièvres de la Jamaïque, etc.)

(2) Cette observation de Boerhaave, citée par notre auteur, ne contredit nullement la note que nous avons donnée sur le danger des fièvres intermittentes. Nous parlions alors de ces fièvres en général, et tous les médecins savent qu'ordinairement dans la quarte les accès

sans, mais qu'on a guéries graduellement, dans le printemps, par un bon régime, le corps ne devienne plus robuste et beaucoup moins sujet qu'auparavant aux maladies (1). Toutefois cette opinion semble loin d'être toujours bien fondée, et souvent elle a été nuisible en empêchant le praticien d'arrêter la fièvre dès le commencement.

On ne peut nier qu'une fièvre intermittente survenant à d'autres maladies, ne les aient quelquefois guéries, et il faut prendre garde de guérir imprudemment la fièvre intermittente lorsque ces maladies sont plus à craindre qu'elle. Des rhumatismes habituels, des inflammations, des éruptions cutanées, des indigestions, l'épilepsie, l'hystérie, etc., observe le docteur Fordyce (2), sont soulagés par une fièvre tierce régulière. Vogel (3) dit que la

---

sont moins intenses, et surtout le froid moins rigoureux et de moindre durée que dans les autres intermittentes, ce qui, dans ce cas, explique en quelque sorte leur innocuité, quoiqu'elles ayent existé chez le même individu pendant plusieurs années. (*Note du Trad.*)

(1) *Comment. in Aph. Boerhaavii.*

(2) *First Dissert. on simple Fever.* (Première Dissertation sur la Fièvre.)

(3) Vogel, *Prælect. Acad. de cog. et cur. morb.*

fièvre quarte à souvent prévenu la goutte, l'asthme, les convulsions et les affections hypocondriaques; et Hippocrate lui-même dit que la fièvre quarte est une fièvre salutaire et qui prévient les autres. Ceux qui sont affectés de convulsions, ajoute-t-il, en sont soulagés par une fièvre quarte. On dit de plus que les fièvres intermittentes soulagent ou guérissent des paralysies. Quelques médecins sont portés à douter de plusieurs effets de cette espèce qu'on a attribués aux fièvres intermittentes (1).

SECTION VI.

Du pronostic des fièvres intermittentes.

On peut le diviser en deux parties, parce que le pronostic d'une fièvre intermittente se tire des symptômes du paroxysme et de l'état du malade dans l'intervalle des paroxysmes. Je vais d'abord jeter un coup d'œil sur l'état des diverses fonctions qui annoncent du danger, principalement pendant les paroxysmes.

A mesure que le danger augmente, la foiblesse et l'irrégularité des mouvemens volon-

---

(1) *Voyez* quelques observations à ce sujet dans le *Traité des Intermittentes malignes* d'Aurivilius, et dans le *Sylloge opusculorum* de Baldinger.

taires deviennent plus remarquables; des tiraillemens involontaires des muscles (*subsultus tendinum*), et des tressaillemens se terminent souvent par des convulsions générales dans lesquelles le malade expire. Le coma a fréquemment lieu, et souvent aux approches de la mort il est impossible de réveiller le malade. Le délire est encore plus défavorable; le danger est très-grand lorsqu'il est au nombre des symptômes primitifs, comme cela arrive dans plusieurs épidémies dont nous avons parlé plus haut, et dans celle du Bengale décrite par le docteur Lind, dans laquelle les malades mouroient ordinairement dans le troisième paroxysme.

Le désordre des sens appartient à cette section, spécialement la fausse vision, qui dans toutes les fièvres est au nombre des plus mauvais symptômes. La surdité est en général favorable.

Quant aux fonctions vitales, on doit regarder les palpitations du cœur et beaucoup d'anxiété comme des symptômes défavorables. Avant la mort, le pouls devient généralement très-fréquent, foible et irrégulier, à moins qu'il n'y ait un degré considérable de coma; alors il est souvent lent et irrégulier : mais tant que le coma continue, cet état du pouls ne nous assure nullement du salut du malade; il précède souvent une apoplexie mortelle. Ici, comme dans la plupart des autres maladies, la mort arrive souvent avec pâleur, raccourcissement et refroidissement des extrémités. Le pouls est alors à peine ou pas du tout perceptible.

Il y a aussi du danger dans l'état opposé de la circulation, dans lequel le pouls est remarquablement fort et plein; toutefois il est plus en notre pouvoir d'y remédier dans ce cas.

A mesure que la mort approche, la respiration est très-affectée; elle devient anxieuse et prompte, quoique souvent en même temps moins fréquente que naturelle, elle est entrecoupée par des soupirs et des gémissemens; et un peu avant la mort, elle éprouve quelquefois des intermissions considérables. Cette intermission de la respiration est rarement fort remarquable, excepté lorsque le malade meurt très-épuisé et affecté de coma. Elle est fréquemment plus considérable dans d'autres cas où le cerveau est plus particulièrement le siége de la maladie. Le docteur Whytt a remarqué cela comme étant un symptôme ordinaire de l'hydrocéphale interne (1).

(1) J'en ai rencontré un cas dans lequel cela fut plus

A propos de la respiration, on peut observer que le hoquet est un symptôme dangereux, s'il survient pendant que les autres symptômes sont alarmans, surtout s'il est accompagné de vomissemens.

Tout changement dans la voix s'éloignant de son ton ordinaire indique du danger; la perte de la parole est souvent l'avant-coureur de la mort.

Quant aux fonctions naturelles, beaucoup de nausées, l'abdomen enflé, dur, et douloureux au toucher avec constipation opiniâtre, sont des symptômes dangereux; Sydenham regardoit comme des symptômes funestes dans les fièvres intermittentes d'automne, un ventre dur et le gonflement des amygdales. Il arrive souvent que quelque temps avant la mort le

---

remarquable que dans aucun autre que j'aie lu à ce sujet; le malade (c'étoit un garçon), soupçonné d'avoir une affection de la tête, avoit été long-temps indisposé, et étoit fort émacié avant sa mort; il y avoit un degré considérable de coma, et sa respiration, pendant la moitié de sa dernière heure, étoit tellement entrecoupée, qu'il n'y avoit pas moins de six ou huit minutes entre chaque inspiration; si bien que ses amis le croyant mort fermèrent plusieurs fois ses yeux, et étoient peu de temps après étonnés de l'entendre faire une inspiration très-sonore.

malade est hors d'état d'avaler ; car la langue, la bouche et l'arrière-bouche sont très-engouées. le danger est très-grand lorsque la langue est excessivement sèche, ou noire, ou couverte d'une substance blanche, gluante et gélatineuse. A cela nous pouvons ajouter que lorsqu'elle a l'apparence de la macération, elle indique beaucoup de danger (1).

Une diarrhée spontanée ou *colliquative*, comme on l'a appelée, précède souvent la mort, et d'après l'état vicié de la bile, les selles sont noires et fétides. Une matière noire, comme du café moulu, évacuée par haut ou par bas, dénote un grand danger. Ce symptôme est en général la suite de l'hémorrhagie de l'estomac ou des intestins. Dans les fièvres rémittentes des climats chauds, la bile prend quelquefois cette apparence, elle prend plus fréquemment celle du goudron ou de la mélasse. Quelle que soit la matière évacuée, le vomissement est dangereux s'il ne diminue vers la fin du paroxysme, surtout si l'anxiété est grande et que l'évacuation n'apporte pas de soulagement.

Lorsque l'urine ou la sueur sont de mauvais

---

(1) *Voyez* le docteur Jackson, *On the Fevers of Jamaica*. (Sur les Fièvres de la Jamaïque.)

caractère, que la première est d'une couleur noire et dépose un sédiment brun ou noirâtre, et que la seconde teint le linge du malade d'une couleur brune, cela vient du mélange du sang; on met au nombre des symptômes alarmans les yeux injectés de sang (1). Quelque temps avant la mort les sphincters se relâchent souvent au point que l'urine et les matières fécales s'écoulent involontairement.

En définitif, on peut observer que les divers symptômes qui annoncent une grande débilité dans les fonctions naturelles, indiquent un grand danger. Nous parlerons de tout ceci plus au long lorsque nous traiterons des symptômes du typhus, auquel tous ces symptômes sont particuliers. Dans la dernière période du paroxysme, une sueur naturelle et légère, universellement répandue sur le corps, et qui n'occasionne pas une grande perte des forces, donne un pronostic favorable; l'opposé de cela donne un pronostic défavorable (2).

---

(1) Ce sont les hémorrhagies les plus funestes; nous en avons parlé plus haut : elles donnent toujours lieu à un mauvais pronostic.

(2) Le docteur Rollo observe, dans sa *Relation de la Maladie de Sainte-Lucie :* « Qu'une disposition coma» teuse, des déjections extraordinaires, la froideur de la » peau, des sueurs partielles, le hoquet, des selles in-

Quant au pronostic durant la rémission ou l'apyrexie, le danger est plus grand en raison qu'elles sont plus courtes et moins complètes. Une quarte simple est plus salutaire qu'une tierce, une tierce simple plus qu'une quotidienne; et plus ses paroxysmes rentrent les uns dans les autres, plus cette dernière devient dangereuse. Cependant ces observations ne sont pas d'une application universelle (1). Le malade n'est pas exempt de danger, si pendant l'apyrexie, même quoique complète, il se sent foible et oppressé, surtout s'il reste chez lui une tendance à l'œdème des pieds et des jambes. Nous devrions nous informer, observe Bursérius, si dans les jours de l'intermission la

---

» volontaires, le soubresaut des tendons, la perte de la
» parole, etc., étoient des signes certains de danger. Il
» ajoute que lorsque les mouches deviennent nom-
» breuses autour du lit des malades dans une période
» quelconque de la maladie, et qu'elles se reposent sur
» leurs lèvres et sur leurs yeux sans qu'ils s'en affectent,
» c'est une marque certaine de danger; ces insectes ne
» paroissent jamais en grand nombre, à moins que le
» danger ne soit très-manifeste par d'autres signes. »

(1) Bursérius et Franck donnent une bonne description des symptômes qui fournissent un mauvais pronostic pendant l'apyrexie. *Voyez* les ouvrages de ces deux auteurs.

langue est sèche et rugueuse, si le malade est inquiet, indifférent, et s'il est sujet à pousser des soupirs; s'il est sujet au vomissement ou aux selles, s'il est assoupi, en un mot s'il est troublé d'une manière quelconque : car alors nous pouvons soupçonner quelque mal qui nous tend des piéges. Si ces symptômes viennent d'une cause qui n'est pas évidente, ajoute-t-il, nous devons redouter, pour le paroxysme suivant, la cardialgie, la colique, la léthargie, ou quelque symptôme alarmant de cette nature.

Toutes les complications des autres maladies avec les fièvres intermittentes sont dangereuses.

D'après tout ce qu'on vient de dire des symptômes qui fournissent un mauvais pronostic, on peut aisément en tirer un favorable. Les meilleurs signes à observer sont le peu d'intensité d'un paroxysme lorsque le malade le supporte sans une grande perte des forces, et qu'il jouit d'une bonne santé pendant une longue apyrexie.

Il y a un certain nombre de symptômes qui surviennent de temps en temps dans toutes les espèces de fièvres, et qu'on a généralement observés accompagnant et généralement supposés occasionnant un changement favorable dans l'état de la maladie ; d'après cela, on les a appelés *critiques ;* la sueur par laquelle un paroxysme se termine, est de cette nature. Nous aurons occasion de traiter ce sujet plus au long lorsque nous traiterons de la fièvre continue (1). « Une éruption vers la bouche et les » oreilles, dit le docteur Rollo (2), avec une » tuméfaction de la lèvre supérieure, soit dans » cette fièvre, soit dans l'intermittente, qui » survenoit lorsque le paroxysme s'en alloit, » étoit un signe certain de convalescence, » excepté lorsque les autres symptômes étoient » dangereux ; car alors ils fortifioient le pro- » nostic défavorable. » Vogel (3) observe que les fièvres intermittentes sont souvent guéries par des éruptions cutanées, particulièrement par l'éruption miliaire, par la petite-vérole, par les hémorrhoïdes, par la salivation ou par un ulcère sur les lèvres.

Les fièvres intermittentes les plus tenaces ne sont pas toujours les plus dangereuses. Tout

---

(1) *Voyez* la Section VII, qui a pour titre : *Des crises des fièvres intermittentes, rémittentes et continues.*

(2) *Voyez* ses *Obs. on the Diseases of Saint Lucia.* (Obs. sur les Maladies de Sainte-Lucie.)

(3) *Voyez* Vogel, *Prælect. Acad. de cog. et cur. morbis.*

bien considéré, les tierces se guérissent avec plus de facilité, et les quartes avec le plus de difficulté. Hippocrate a décidé que la fièvre quarte est la plus longue et la moins dangereuse des fièvres. Cette observation ne s'applique qu'à la quarte simple, car si elle éprouve un redoublement de ses paroxysmes, son pronostic n'est pas meilleur que celui des autres fièvres intermittentes. Celse observe que la fièvre quarte n'est pas dangereuse, à moins qu'elle ne devienne quotidienne.

En définitif, la fièvre intermittente, quoique souvent très-tenace, n'est pas en général une maladie très-dangereuse. Les symptômes que nous avons énumérés comme donnant un mauvais pronostic, se présentent rarement, à moins qu'elle n'éprouve un redoublement et une prolongation de ses paroxysmes, ou qu'elle soit compliquée avec d'autres maladies. Dans le dernier cas, on ne peut déterminer le danger qu'en étant familiarisé avec le pronostic de ces maladies; toutefois il survient des épidémies qui font une exception à cette observation, et en particulier dans les climats chauds.

La mort peut arriver à un période quelconque des fièvres intermittentes; elle arrive le plus souvent dans le période du chaud, excepté dans la fièvre quarte, dans laquelle, observe Sydenham, elle arrive généralement dans celui du froid. Le malade meurt rarement dans le période de la sueur, toutefois s'il est fort épuisé, et que la chaleur soit abondante, la mort peut aussi arriver à ce période. Elle arrive aussi quelquefois pendant la rémission, par suite de la violence du paroxysme précédent.

Si les premiers paroxysmes d'une fièvre intermittente sont peu intenses, le pronostic est bon; si après avoir été intenses, ils deviennent modérés, il est meilleur. Nous ne devons pas cependant établir une opinion décisive d'après le peu d'intensité d'un ou de deux paroxysmes, et d'après la santé du malade pendant leurs intervalles.

Il faut remarquer au surplus qu'on doit juger du salut du malade plutôt d'après le peu d'intensité des paroxysmes, que d'après la longueur et le degré complet de l'apyrexie (1). On a observé que les fièvres intermittentes, qui sont le plus à craindre, sont celles dont

(1) Il y a quelques bonnes observations sur ce sujet, dans le premier chapitre de l'ouvrage de la *Thérapeutique spéciale* de Torti.

les paroxysmes sont le plus violens les jours pairs.

Quelques médecins cherchent à pronostiquer le période auquel la fièvre se terminera d'une manière favorable, en considérant avec attention celui auquel elle est à son plus haut degré, c'est-à-dire, le temps auquel les paroxysmes, au lieu de devenir plus intenses, commencent à le devenir moins; car il arrive ordinairement dans ces fièvres, que chaque paroxysme, pendant les premiers intervalles, est plus intense que celui qui l'a précédé. « Les » intermittentes, tierces ou les rémittentes » qui atteignent leur plus haut degré dans le » quatrième période, observe le docteur Cleghorn, se terminent au cinquième ou au » sixième, celles qui l'atteignent au cin» quième, se terminent vers le sixième ou le » septième accès. » Le docteur Cleghorn parle des tierces de Minorque; on ne peut donner une règle générale de cette espèce. Chacun doit faire de telles observations pour lui-même dans le climat et même l'épidémie où il pratique. Il suffit de prévenir qu'en faisant de pareilles observations, il étoit devenu capable de prédire avec plus d'exactitude l'événement des maladies.

Un paroxysme qui, sans aucune cause évidente, est considérablement plus intense que ceux qui l'ont précédé, est souvent le dernier, car après lui le malade se trouve et reste en état de santé (1).

La doctrine des jours critiques appartient au chapitre du *Pronostic*.

Le lecteur trouvera cette doctrine exposée dans les ouvrages des médecins qui, depuis Hippocrate, lui ont accordé une attention particulière.

Quelques-uns la regardent comme tout-à-fait dénuée de fondement; cette opinion toutefois semble être le résultat d'un examen peu approfondi du sujet. Les maladies des différens climats varient, et les observations sur lesquelles cela est fondé ont été trop fréquemment répétées pour nous permettre de douter que dans les fièvres de certaines latitudes il n'y ait pas une tendance aux changemens périodiques. Mais fût-elle entièrement dénuée de fondement, il est nécessaire d'être familiarisé avec une doctrine si généralement répandue dans les ouvrages de médecine (2).

(1) *Voyez* le docteur Fordyce, *Second Dissertation on the simple Fever.* (Seconde Dissertation sur la Fièvre simple.)

(2) Cette doctrine est aujourd'hui attaquée jusque

Les médecins furent bientôt conduits à observer ce qu'on a appelé *crises des fièvres*, c'est-à-dire, changemens souvent soudains, soit en mieux, soit en pire qui y ont lieu, et à remarquer les jours auxquels arrivoient ces changemens, surtout ceux qui étoient favorables. Ayant observé qu'une crise avoit lieu chez plusieurs malades au même jour de la fièvre, ils furent conduits à accorder une attention particulière à ce jour dans d'autres cas; et lorsqu'ils eurent trouvé un jour, comme le quatrième, le septième, etc., de la maladie auquel une crise arrivoit plus fréquemment que dans presque tous les autres, ils appelèrent ce jour, *jour critique* ou *décréteur*. Ainsi les jours pendant lesquels dure une fièvre se trouvèrent divisés en ceux qui sont et en

---

dans ce qu'elle a de plus précieux, qui est de conduire les médecins à pratiquer la médecine expectante : j'en excepte les cas graves dans lesquels tout annonce au praticien qu'il faut agir. S'il est vrai, comme l'observation le démontre, que beaucoup de maladies livrées à elles-mêmes se terminent favorablement plus souvent à certains jours qu'à d'autres; et s'il est vrai qu'il soit par conséquent inutile de tourmenter un malade, je ne vois pas pourquoi on se révolte tant contre les idées médicales qui embrassent ce résultat, et en proclament l'utilité. (*Note du Trad.*)

ceux qui ne sont pas critiques ; ces nombres, qu'on a composés en ajoutant alternativement quatre et trois (à une exception près, dont je m'occuperai tout à l'heure), dénotent que les principaux jours critiques sont le quatrième, le septième, le onzième, le quatorzième, etc. (1). Les autres jours auxquels les crises arrivent fréquemment, Galien les a appelés *coïncidens;* et on les a jugés comme étant d'une classe inférieure aux jours critiques, parce que des crises n'arrivoient pas si souvent dans ces jours qu'aux vrais jours critiques. Lorsque les crises arrivent dans les jours critiques coïncidens, Galien a enseigné que le cours naturel de la

---

(1) Le docteur Cullen considère tous les jours impairs, le troisième, le cinquième, etc. jusqu'au onzième, comme jours critiques. Après le onzième jour, il regarde chaque troisième jour comme critique, le quatorzième, le dix-septième, le vingtième ; il ne remarque plus de jour critique au-delà du vingtième, parce que, observe-t-il, quoique des fièvres se prolongent quelquefois au-delà de ce période, c'est cependant plus rarement ; si bien, qu'il n'y a pas un nombre suffisant d'observations pour assurer leur cours ; ou encore parce qu'il est probable que dans les fièvres trop long-temps prolongées, les mouvemens deviennent moins exacts et moins réguliers, et en conséquence moins aisés à observer. *Voyez* les *Élémens de Médecine* du docteur Cullen, vol. Ier.

maladie est troublé par quelque irritation du système, ou par une nouvelle attaque ; d'après cela il appelle le septième jour un bon jour critique, mais le cinquième un mauvais ; car il supposoit qu'on devoit moins compter sur une crise favorable arrivant dans un jour critique coïncident, que sur celle qui arriveroit dans un jour vraiment critique (1).

Dans la première semaine, ou comme on l'a appelée, *la première septenaire*, il y a plusieurs jours coïncidens, parce que, suivant les anciens, la violence des fièvres qui terminent leur marche dans un temps si court, trouble souvent la crise qui ne devroit arriver qu'au quatrième ou septième jour. Dans la seconde septenaire, le neuvième jour est jugé presque

(1) L'opinion d'après laquelle le cours de la fièvre est troublé, quand la terminaison en arrive à tout autre jour qu'au jour critique, sembloit encore plus confirmée par les observations d'Hippocrate, d'après lesquelles il paroît, que quoique les terminaisons fatales, comme les favorables, arrivent généralement aux jours critiques ; cependant une plus grande proportion des premières que des dernières arrivent dans les jours non critiques. Ainsi le docteur Cullen remarque que toutes les terminaisons de fièvres, dont il est fait mention dans les ouvrages d'Hippocrate, qui arrivoient au sixième jour, étoient ou mortelles, ou non définitivement salutaires.

le seul jour critique coïncident. Voilà comment après le quatorzième jour, les jours critiques coïncidens sont de peu d'importance, les crises arrivant généralement le jour même ou vers les vrais jours critiques.

Hippocrate avoit observé que les crises arrivoient très-souvent au quatrième jour de la première et de la seconde semaine, c'est-à-dire au quatrième et au onzième jour de la maladie; c'est pourquoi il avoit jugé que ces jours étoient d'une grande importance dans les fièvres : mais comme il avoit observé que la crise arrivoit très-souvent au dix-septième jour, il considéra ce jour comme le quatrième de la troisième semaine; si bien qu'il faisoit commencer la troisième semaine au même jour auquel la seconde finissoit. Pour lors, le vingtième jour, et non le vingt-unième, étoit le dernier jour de la troisième semaine, et il regardoit ce jour comme un jour principalement critique (1). De tous ces jours on a dit que les crises arrivoient le plus fréquemment au dix-septième.

(1) On a beaucoup discuté pour savoir si le vingtième ou le vingt-unième jour sont des jours critiques, et si Hippocrate avoit voulu désigner l'un ou l'autre de ces jours dans les Aphorismes qu'il a donnés sur cette doctrine ; tant qu'on n'a raisonné que numériquement, on a dû nécessairement trouver de part et d'autre quelques

Les jours critiques qui suivent le vingtième sont le vingt-quatrième, le vingt-septième, le trente-quatrième, le quarantième, non le quarante-unième qui est le septième jour depuis le trente-quatrième; car de même que la troisième semaine commence au même jour auquel la deuxième finit, de même le sixième jour commence au même jour où le cinquième finit; donc on ne compte que six jours pour chacune de ces semaines. La même chose arrive au neuvième, au douzième, et à chaque troisième semaine qui suit; donc, le soixantième, le quatre-vingtième jours, etc., sont des jours critiques.

Malgré tout ce qui a été dit ici, Hippocrate remarque que les fièvres reviennent ordinairement, à moins qu'elles ne quittent le malade les jours impairs; c'est pourquoi la terminaison la plus favorable a lieu généralement aux jours impairs. En quelques endroits il appelle le vingt-unième jour, jour critique : on pense en général que ces passages sont falsifiés. Van-Swieten dit que c'est très-probable, puisqu'il

---

raisons spécieuses : aujourd'hui qu'on raisonne d'après l'expérience et la pratique, on pense qu'une crise favorable peut arriver, et arrive en effet à ces deux jours. (*Note du Trad.*)

n'est fait aucune mention du vingt-unième jour dans les histoires des maladies de son *livre des épidémies*.

Toutefois, dans la doctrine des jours critiques telle qu'Hippocrate l'a donnée, il y a certainement des contradictions. Le docteur Jackson les attribue à ce qu'il a rapporté quelques cas de mémoire, et d'autres qui lui avoit été donné seulement en partie par diverses personnes; il observe de plus que lorsque la fièvre commençoit le soir ou pendant la nuit, Hippocrate comptoit généralement le lendemain comme le premier jour de la maladie. Le docteur Jackson ajoute qu'il est trop souvent fait mention du vingt-unième jour dans les ouvrages d'Hippocrate comme d'un jour critique, pour qu'on le considère, ainsi que Van-Swieten et Cullen le supposent, comme une erreur des manuscrits originaux. Le docteur Cullen attribue plusieurs des contradictions de la doctrine des jours critiques, à l'opinion d'Hippocrate, touchant le pouvoir supposé des nombres.

Certaines terminaisons, suivant les anciens, ont lieu le plus fréquemment à certains jours critiques; ainsi Galien dit qu'une fièvre se termine rarement par la sueur au quatrième jour, et Hippocrate omet ce jour en énumérant les jours auxquels les fièvres se terminent généralement par la sueur. On a supposé à la vérité que les fièvres se terminent rarement par la sueur dans un jour pair; et dans l'Aphorisme dont nous venons de parler, Hippocrate appelle le vingt-unième et non le vingtième jour, critique. Les sueurs, observe-t-il, sont bonnes pour les malades fiévreux si elles commencent aux troisième, cinquième, septième, neuvième, onzième, quatorzième, dix-septième, vingt-unième (1), vingt-septième, trente-unième, ou trente-quatrième jours; car les sueurs qui n'arrivent pas dans ces jours dénotent la longueur, l'embarras et le retour de la maladie.

Les anciens avoient aussi enseigné que cha-

(1) Il a été déjà observé que le docteur Cullen suppose que le vingt-unième jour avoit été pris pour le vingtième; il avance que dans les fièvres continues le type tierce l'emporte jusqu'au onzième jour, et que de ce jour au vingtième c'est le type quarte. Mais en admettant que ce qu'il dit du vingt-unième jour fût juste, il ne sauroit concilier sa manière d'envisager la doctrine des jours critiques avec ce qui est dit du quatrième jour dans les ouvrages d'Hippocrate, à moins que nous n'admettions ce qu'il avance, et ce qui est probable, que les observations sur les crises attribuées à Hippocrate sont l'ouvrage de différens auteurs, et que les plus vraies d'entre elles ont éprouvé des altérations.

que jour critique servoit à indiquer ce qu'on doit attendre au suivant; par ce moyen, la doctrine est d'accord avec le pronostic; aussi les jours critiques ont reçu le nom de *judicateurs* ou *indicateurs*.

Si dans un jour critique le malade se trouve mieux, quoique dans le jour suivant il retombe dans son premier état, le médecin peut s'attendre à une rémission plus considérable dans le jour critique suivant. Au contraire, si le malade se trouve plus mal dans un jour critique, le médecin doit s'attendre à un changement encore plus défavorable dans le jour critique qui suivra, quoique pendant les jours intermédiaires les symptômes soient plus modérés; ainsi chaque jour critique est un jour indicateur de celui qui lui succède.

En admettant cela, il s'ensuit qu'en faisant bien attention à l'intensité des symptômes des jours critiques, ou au degré de mieux obtenu, nous pouvons non-seulement former un pronostic touchant la terminaison de la fièvre, mais encore touchant ses intervalles. Si dans les jours critiques la violence des symptômes est beaucoup augmentée, nous craignons une terminaison fatale, et nous jugeons qu'elle est plus proche ou plus éloignée suivant le degré d'exacerbation qui a lieu; d'un autre côté, si une rémission des symptômes arrive dans les jours critiques, nous attendons une terminaison favorable, et nous jugeons de sa distance d'après le degré de la rémission. Plus la maladie est lente dans ses progrès, plus les jours critiques sont éloignés les uns des autres. Ainsi dans les fièvres qui ne passent pas trois semaines, le quatrième, septième, onzième, etc., sont des jours critiques; mais si la maladie s'étend au-delà de trois semaines, alors on ne doit regarder qu'un seul jour de la semaine comme critique. Enfin, quand la maladie continue au-delà de quarante jours, Hippocrate ne compte que chaque vingtième jour comme critique; savoir, le soixantième, le quatre-vingtième, le centième, etc. Dans les fièvres qui traînent en longueur, la crise n'arrive pas précisément au jour appelé *critique*, mais vers ce jour. Voilà la doctrine des jours critiques telle qu'elle nous a été transmise par les anciens. Si nous en exceptons ce que le docteur Jackson, dans sa *Relation sur les Maladies de la Jamaïque*, a dit de l'application de cette doctrine aux fièvres intermittentes avec types compliqués, nous n'y trouvons, dans les modernes, aucune addition importante.

Le redoublement des paroxysmes qui souvent a lieu dans les fièvres intermittentes, nous embarrasse lorsque nous voulons leur appliquer la doctrine des jours critiques. En faisant cette application, le docteur Jackson considère une double intermittente comme deux fièvres, l'une composée des primitifs, et l'autre des nouveaux paroxysmes. « Ainsi, » observe-t-il, en parlant des tierces, si la » fièvre qui commençoit dans le jour impair » étoit critique, c'est-à-dire si le paroxysme » du jour impair terminoit la maladie, la crise » arrivoit nécessairement le jour impair; mais » si cette fièvre (nommément celle qui consis- » toit en des paroxysmes qui survenoient aux » primitifs), si la première invasion de cette » fièvre, dis-je, arrivoit dans un jour pair, » et consistoit en un nombre de paroxysmes » égaux à ceux de l'autre fièvre, ou conti- » nuoit après que l'autre fièvre avoit cessé, » la crise arrivoit alors dans un jour pair, en » comptant depuis le commencement de la » maladie, quoique le commencement fût tou- » jours dans un jour impair, à dater du com- » mencement de la seconde fièvre.

» Ce fut l'observation de ce fait qui me donna » d'abord l'idée de calculer les jours critiques » par les périodes de la maladie. »

Le docteur Jackson comptoit toujours quarante-huit heures pour le période de la tierce, donnant ce temps pour chaque révolution, quoiqu'elle se terminât quelquefois en moins de temps.

Quant aux quotidiennes, observe-t-il, leurs crises avoient généralement lieu dans un jour impair. On ne doit pas perdre de vue que dans les doubles-tierces, à quelque jour que la crise arrive, le mode de compter du docteur Jackson en fait un jour impair. Il observe qu'en simplifiant ainsi les fièvres intermittentes, on trouvera que leurs crises arrivent aussi régulièrement dans les jours critiques que celles de la fièvre continue. De soixante maladies qui par ses soins se terminèrent favorablement, dix se terminèrent au troisième jour, dix au cinquième, vingt au septième, dix au neuvième, cinq au onzième, trois au treizième, et deux au dix-septième jour. Cela coïncide bien avec ce qu'Hippocrate dit des jours auxquels les fièvres se terminent par des sueurs. Nous venons de le citer à ce sujet.

De neuf maladies qui se terminèrent par la mort, continue le docteur Jackson, une se termina au sixième, une au septième, six au huitième, et une au dixième jour. Il observe que les jours pairs furent mortels dans la proportion de trois à un, ce qu'il explique de cette manière. Le paroxysme qui occasionnoit la mort, comme la plupart des autres changemens, avoit lieu dans un jour impair; ce paroxysme sembloit baisser après sa durée accoutumée. Il laissoit le corps en quelque manière libre de maladie, mais il laissoit les fonctions vitales si complétement dérangées, que, quoique ce paroxysme durât peu, la vie ne pouvoit se soutenir long-temps; aussi la mort arrivoit généralement le lendemain, c'est-à-dire, un jour pair, quoiqu'elle fût la conséquence d'un paroxysme violent qui avoit eu lieu dans un jour impair. Il arrivoit quelquefois que le malade étoit passablement bien après un paroxysme intense; mais un nouveau survenant après un court intervalle, étoit bientôt mortel le jour pair. « Nous pouvons voir par » là, observe-t-il, pourquoi un malade mouroit » quelquefois dans un jour impair, lorsque la » fièvre étoit très-violente; car alors il mouroit » au plus haut degré d'un paroxysme intense, » souvent emporté par des convulsions, l'apo» plexie, ou quelque autre accident. »

A propos des fièvres intermittentes compliquées, le docteur Cleghorn a observé que les grands changemens de la fièvre sont toujours le plus portés à arriver dans un jour auquel a lieu le paroxysme le plus intense, soit dans un jour pair ou impair. Cette observation se concilie aisément avec celle du docteur Jackson, quoique le docteur Cleghorn compte de la manière usitée, sans simplifier les types compliqués.

Il est à remarquer que nous trouvons encore quelque chose dans l'intensité du paroxysme, qui dispose à la santé. J'ai observé plus haut que dans les doubles-tierces, le paroxysme le plus intense est généralement suivi par la plus complète apyrexie, et qu'en général dans les fièvres intermittentes un paroxysme extraordinairement intense est souvent le dernier, le malade recouvrant la santé après lui.

Section VII.

Des crises des fièvres intermittentes, rémittentes et continues (1).

De tous les symptômes qui accompagnent les changemens soudains de la fièvre à l'état de santé, le plus ordinaire est celui qu'on a appelé *dépôt critique de l'urine.*

(1) J'ai pensé que le lecteur verroit avec plaisir le complément, pour ainsi dire, des idées de l'auteur sur les crises ; j'extrais ce qu'il a dit dans l'article des *fièvres continues*, et je le transporte ici dans cette intention. D'ailleurs comme la plupart des crises dont il fait men-

Pendant la *fièvre continue,* l'urine est ordinairement versée en petite quantité, elle est quelquefois élevée en couleur, plus fréquemment pâle, et presque toujours sans beaucoup de nuage ou sans sédiment. A mesure que les symptômes diminuent, elle est versée en plus grande quantité, et généralement elle dépose un sédiment plus ou moins abondant. Il consiste ou en des cristaux rouges, qui ordinairement ne paroissent que plusieurs heures après que l'urine est versée, et qui tombent au fond du vase, la laissant limpide; ou en une matière blanche et quelquefois rougeâtre, qui paroît généralement plus tôt, et ne tombe qu'en partie dans le fond du vase, l'urine reste alors trouble. On a appelé le dernier de ces sédimens, *furfuracé*, ou semblable au son; et le premier, *briqueté*, à cause de sa ressemblance avec de la poussière de brique pilée; on n'a pas employé ce dernier terme dans un sens très-déterminé; quelquefois on trouve les deux sédimens dans la même urine; mais lorsqu'il

---

tion se présentent aussi dans les fièvres intermittentes, il est utile de connoître quel diagnostic et quel pronostic on doit en tirer. Les vues médicales de M. Wilson à ce sujet m'ont parues très-dignes d'attention. (*Note du Trad.*)

y en a beaucoup de l'un il y en a généralement peu de l'autre.

On a regardé pendant long-temps ces sédimens comme une matière morbifique, qui étoit cause de la fièvre, et à l'évacuation de laquelle étoit due sa diminution; mais la vérité est que les deux sédimens se trouvent presque constamment mêlés en plus ou moins grande quantité dans l'urine des personnes en santé.

J'eus occasion, il y a quelques années, de faire des observations sur l'urine, dans la vue de déterminer les modes de vie qui disposent ce fluide à déposer ce que Schéele, celui qui l'a découvert, appelle *acide lithique*, et qu'on a appelé aujourd'hui *acide urique*, duquel se compose le sédiment briqueté des fièvres (1). D'après ces observations, il paroît que ce sédiment est le plus abondant, lorsque, par suite d'un régime acescent ou d'un état de débilité des fonctions digestives, il y a beaucoup d'acidité dans les premières voies; ou lorsque la transpiration étant supprimée, par suite de

(1) Il a été publié, en 1792, un rapport sur ces observations, intitulé : *An inquiry into the remote cause of urinary Gravel.* (Recherches sur la cause éloignée de la Gravelle.)

cela l'acide qui auroit dû passer par la peau, est transporté sur les reins (1).

Il est outre cela démontré que si, tandis que la transpiration est arrêtée, l'action des reins est elle-même débilitée; l'acide qui occasionne ce dépôt d'urine s'accumule dans le système, et est jeté au dehors par la peau et les reins lorsque leur ton est rétabli; et que plus la transpiration est libre, moins il passe de cet acide par les urines. Ainsi la présence de ce sédiment briqueté est simplement un symptôme du retour de la santé, et généralement il n'indique qu'une transpiration moins libre que la transpiration naturelle. Quant à l'autre sédiment, pâle ou furfuracé, qui prend aussi quelquefois plus ou moins la couleur rouge, ou plutôt rougeâtre, et qui a un aspect très-différent du premier, on trouva qu'il étoit le plus abondant dans l'urine de ceux qui fai-

(1) Dans le traité dont je viens de parler, il est assuré, par expérience, qu'un acide s'excrète au dehors, même par la transpiration insensible, et que tous les acides, même le gaz acide carbonique, occasionnent le précipité de *l'acide urique* de l'urine. Cette propriété des acides, comme occasionnant ce précipité, fut pour la première fois remarquée dans un écrit anonyme sur l'origine de la Goutte et de la Gravelle, réclamé et remis en publication dans la suite par M. Murray Forbes.

soient usage d'un régime alcalescent, ou chez lesquels la transpiration étoit extraordinairement libre; si bien qu'un acide reçu ou engendré dans le corps, passoit principalement par la peau. Les deux sédimens étoient très-abondans lorsque l'urine étoit très-colorée, qu'elle avoit une odeur très-forte qui démontroit qu'elle étoit très-chargée de substances particulières excrétées par les reins. Toutefois, la même quantité d'urine, comme il arrive dans les fièvres, ne déposoit jamais une grande quantité des deux sédimens.

Le dernier sédiment donc, comme le premier, est simplement un symptôme du retour de la santé, et il indique particulièrement le retour d'une sécrétion libre de la peau, ce qui est géneralement un symptôme favorable dans les fièvres.

Mais que ce soit ou non un symptôme favorable, il s'accompagne du même dépôt de l'urine. Dans quelques fièvres qui se terminent d'une manière fatale, il y a une tendance extraordinaire à suer, ce qui ne fait qu'épuiser les forces. Dans ces fièvres, ce dépôt a lieu constamment, mais sans guérir la fièvre; c'est ce qui arrive dans la fièvre hectique. J'ai observé ce dépôt toutes les fois qu'il y a des sueurs nocturnes sans fièvre. De plus, j'ai trouvé après des expériences répétées, que je pouvois à volonté l'occasionner dans l'urine des personnes en santé, en élevant la transpiration par de petites doses d'antimoine tartarisé ou de poudre d'hypécacuanha composé. Ces aspects de l'urine sont donc certainement, lorsque les fièvres se terminent favorablement, non la cause, mais la conséquence du retour de la santé (1).

Immédiatement après le dépôt critique de l'urine, il n'y a pas de symptôme qui accompagne, aussi généralement que la sueur, le

(1) Voici les seuls aspects que peut prendre l'urine, à l'exception de ceux qu'elle prend par suite des affections morbides des organes urinaires, ce dont on peut clairement s'apercevoir. L'urine pâle, sans nuage ou sédiment; l'urine pâle, avec un léger nuage qui se montre peu d'heures après qu'elle a été rendue; l'urine haute en couleur qui reste claire, ou dans laquelle il se forme un léger nuage sans sédiment; l'urine haute en couleur qui reste claire, ou dans laquelle il se forme un léger nuage, qui dépose un sédiment rouge et cristallisé ordinairement après un temps considérable qu'elle a été rendue (de quatre à douze heures après); l'urine haute en couleur qui devient trouble après qu'elle a été rendue, après un court espace de temps (d'une demi-heure à deux heures), et qui dépose un sédiment légèrement coloré, quelquefois rougeâtre, mêlé de temps en temps quand l'urine a séjourné pendant plus long-

changement de l'état de fièvre à l'état de santé. Nous trouvons que la sueur est presque toujours la crise des fièvres intermittentes, et que la fièvre continue se termine rarement d'une manière favorable, sans que quelques degrés de moiteur ne se manifestent sur la peau (1).

Il est étonnant que les meilleurs effets, même dans ces fièvres où la débilité domine le plus, suivent quelquefois des sueurs abondantes et long-temps continuées, pourvu qu'elles soient générales et que le malade les supporte sans éprouver une grande perte de forces. Le docteur Donald Monro, remarque que dans la fièvre pétéchiale la sueur conti-

---

temps avec plus ou moins de sédiment rouge et cristallisé ; si le sédiment peu coloré est abondant, il n'est jamais mêlé beaucoup avec le dernier dont nous venons de parler. Dans presque toutes les maladies, aussi-bien que dans l'état de santé, l'urine prend accidentellement tous ces aspects.

(1) La crise dans la synoque, dit Hoffmann, est presque toujours une sueur abondante. Le docteur Grant remarque, en parlant du synochus : Je n'ai jamais trouvé qu'une crise fut parfaite sans qu'une sueur nocturne et douce n'eût commencé à couler. Le docteur Huxham aussi déclare qu'il n'a jamais vu un typhus malin guéri sans qu'il n'y ait eu plus ou moins de sueur.

nuoit souvent pendant trois ou quatre jours, et étoit suivie des meilleurs effets. Une autre particularité remarquable de cette fièvre (de la pétéchiale), dit Hoffmann, c'est la sueur excessive et froide d'un acide odorant qui continue pendant plusieurs jours et plusieurs nuits, et qui devient une crise salutaire.

Il ajoute, avec raison, cependant, que quoique ces sueurs deviennent critiques, elles indiquent toujours beaucoup de débilité, et que si on ne soutient pas les forces du malade pendant qu'elles ont lieu, il périt fréquemment lorsqu'il est sur le point de recouvrer la santé.

Toutefois, nous ne devons pas tirer de ces faits la conséquence qui a long-temps séduit les médecins, et est devenue la source de beaucoup de malheurs, qu'on doit entièrement attribuer au flux de la sueur la solution de la fièvre, et que par quelques moyens qu'on amène ce symptôme, il devient toujours également salutaire; c'est à cette hypothèse, et à d'autres erreurs de pratique, que nous devons rapporter l'emploi du régime chaud dans les fièvres, erreur si fatale qu'on pourroit sérieusement mettre en question si l'art médical pendant qu'elle prévaloit, étoit plus avantageux que préjudiciable dans ces maladies. Je viens de faire voir qu'on doit regarder les sédimens critiques des urines, non comme la cause, mais comme la conséquence du retour à la santé. On peut presque en dire autant des sueurs critiques, cela favorise cette opinion, que dans certaines fièvres symptomatiques lorsqu'on a entièrement guéri la maladie par des moyens locaux, la sueur néanmoins accompagne le retour à la santé.

Rien ne seroit plus dangereux que d'arrêter une sueur qui est suivie de soulagement; il est plus même à propos, comme nous le spécifierons plus particulièrement en parlant du traitement des fièvres, d'employer des moyens innocens de provoquer la sueur; mais chercher à la forcer par des médicamens chauds et échauffans, c'est ce qui est toujours préjudiciable. On n'obtient jamais de cette manière la crise désirée, et la tentative en est souvent devenue fatale.

On ne doit pas même favoriser toujours les sueurs spontanées. Quand elles continuent sans adoucir les symptômes, elles indiquent du danger, et on doit les arrêter; on ne doit pas non plus favoriser ces sueurs visqueuses et partielles; à moins que la sueur ne soit modérée et universelle, elle est rarement suivie d'une rémission de la fièvre.

Non-seulement la sueur ne fournit pas toujours un pronostic favorable, mais on la compte quelquefois parmi les symptômes les plus funestes des fièvres. La sueur qui découle avec abondance de la tête et du cou, est le fréquent avant-coureur de la mort, dans la fièvre jaune (1). C'est en parlant de la même fièvre que le docteur Linning observe que l'urine montroit souvent le sédiment critique dès le premier jour, ce qu'il trouva uniformément être un mauvais symptôme; plus le sédiment étoit abondant, plus, observe-t-il, le pronostic étoit mauvais (2). Une des fièvres les plus fatales dont nous ayons la relation, c'est l'éphémère d'Angleterre : le principal symptôme étoit un flux abondant de sueur, d'où elle reçut le nom de *sudor anglicus* (3).

Excepté le dépôt critique de l'urine et la sueur, il n'y a pas de symptôme qui accompagne plus souvent que la diarrhée les changemens soudains de la fièvre à l'état de santé.

---

(1) *Voyez* les Observations du docteur Jackson sur cette fièvre.

(2) *Voyez* la lettre du docteur Linning au docteur Whytt, sur la fièvre jaune de l'Amérique méridionale, dans le second volume des *Essais et Observations de médecine et de littérature.*

(3) *Voyez* Caius, *de Ephemera Britannica.*

Si la diarrhée survient dans un des jours critiques, observe Hassenhorl (1), nous devons avoir bien soin de ne rien faire qui puisse l'arrêter. Hoffmann remarque que, dans sa pratique, il a plus fréquemment observé dans la fièvre pétéchiale la diarrhée critique, que la sueur ou l'hémorrhagie.

Dans plusieurs épidémies les maladies ont une tendance particulière à se terminer de cette manière, et alors l'évacuation est généralement plus ou moins dysentérique. C'est dans l'automne, saison dans laquelle les affections dysentériques sont portées à se montrer, que les fièvres se terminent le plus fréquemment par une évacuation venant des intestins (2).

Cette crise est souvent précédée, pendant quelque temps, de flatulences, de tranchées et de douleurs des reins.

Toutefois la diarrhée spontanée est loin d'être universellement favorable. On doit l'arrêter si elle n'apporte pas bientôt du soulagement, et en particulier si elle est accompagnée d'une grande perte des forces. J'ai déjà eu occasion de parler de la diarrhée, que les écri-

---

(1) *Voyez Historia Febris petechialis.*

(2) *Voyez* Quarin, *de Febribus.*

vains de médecine appellent emphatiquement *colliquative*.

On peut encore compter le vomissement parmi les crises des fièvres; cependant il ne devient jamais critique, excepté au commencement de la maladie ou bientôt après; alors qu'il soit ou spontané ou amené par l'art, il arrête quelquefois la fièvre.

Nous avons vu qu'un flux spontané de sang, coulant des différentes parties du corps, est fréquemment suivi d'une diminution ou de l'entière disparition des symptômes de la synoque, et quelquefois de ceux du typhus, ce à quoi nous n'aurions pas dû nous attendre *à priori*.

Comme les médecins ont conclu, d'après le dépôt critique de l'urine, que la fièvre est due à la présence d'une matière morbifique dans le sang, et que cette matière morbifique doit être expulsée du corps avant que la fièvre puisse être guérie; et comme ils ont conclu, d'après le soulagement obtenu pendant des sueurs critiques, que cette matière peut être expulsée par la peau; ainsi ils ont conclu, d'après la diminution des symptômes qui accompagnent fréquemment l'hémorrhagie, que cette matière peut être expulsée du système par la vénésection.

S'ils s'étoient fait l'objection très-aisée que, quoiqu'on admette que la fièvre provient de la présence de la matière morbifique dans le sang, une soustraction partielle de ce fluide ne peut délivrer le système d'une matière répandue dans toute la masse, ils se seroient abstenus de recommander la saignée dans toutes les espèces de fièvres.

S'il y a une pratique qui ait été plus funeste que le régime chaud dans ces maladies, c'est l'usage mal entendu de la saignée. Il sera bientôt nécessaire de considérer longuement ce sujet. Il suffit d'observer ici que dans les fièvres les effets de la saignée et de l'hémorrhagie spontanée sont souvent si différens, qu'on doit attribuer à quelque chose autre qu'à la perte du sang le changement favorable qui suit fréquemment cette dernière; comme nous savons, d'une manière certaine, que les dépôts critiques de l'urine, et les sueurs critiques sont la conséquence, et non la cause du changement favorable qui les suit; ainsi nous avons raison de penser que l'hémorrhagie spontanée est due, au moins en partie, au relâchement général des vaisseaux capillaires qui a lieu dans le changement de l'état de fièvre à l'état de santé. La perte du sang dans les hémorrhagies critiques est, à la vérité, souvent trop peu de chose pour qu'on la suppose capable d'aucun effet considérable.

Des hémorrhagies, celle du nez est le plus fréquemment critique ; elle est généralement précédée de quelqu'un des symptômes suivans : une rougeur extraordinaire des yeux, quelquefois une sécrétion augmentée des larmes, un sentiment de pesanteur dans les tempes, l'obscurcissement de la vue, la douleur de tête, généralement celle de l'occiput, observe Quarin, la démangeaison du nez et le pouls *dicrote*, regardé par les médecins comme un des principaux symptômes qui présagent une hémorrhagie critique dans les fièvres. Dans cet état du pouls, qu'on a encore appelé *rebondissant*, l'artère semble à chaque diastole donner un double coup au doigt du médecin.

En général avant l'hémorrhagie le malade se plaint ordinairement de chaleur, de tension, ou de douleur dans la partie d'où le sang est sur le point de couler. Toutefois les plus mauvaises espèces d'hémorrhagies qui surviennent dans les fièvres malignes, ne sont précédées d'aucun autre symptôme que de ceux de la débilité générale, et elles ne deviennent jamais critiques.

Les symptômes qui précèdent les hémorrhagies critiques, semblent repousser l'idée qu'elles soient l'effet du relâchement général des vaisseaux; mais ne savons-nous pas que dans tous les états du système, les symptômes ci-dessus mentionnés sont en général la conséquence de la congestion qui précède la rupture des vaisseaux?

On a observé que les hémorrhagies critiques sont les plus fréquentes dans ces fièvres, qui proviennent des excès faits en mangeant des choses froides; de l'abus des liqueurs enivrantes, ou des émonctoires supprimés.

Des éruptions de diverses espèces deviennent de temps en temps critiques dans les fièvres : cela arrive quelquefois, mais non pas souvent, par des éruptions, que nous avons énumérées dans l'introduction, comme caractérisant des espèces particulières du synochus. De ces éruptions ce sont les aphtes qui, le plus fréquemment, donnent du soulagement (1).

Les aphtes cependant, sont loin d'être toujours favorables. Lorsqu'ils sont peu colorés et

---

(1) *Ad aphtas*, observe Sydenham, *cùm jam discessum meditaretur, erat propensior.* (*Voyez* Sydenham, *de Febribus continuis.*) La terminaison favorable

accompagnés d'un flux considérable de salive, ils sont souvent suivis d'une diminution des symptômes; mais lorsqu'il n'y a que peu de flux de salive, et particulièrement lorsqu'ils sont d'une couleur noire, ils ne sont jamais favorables, et souvent ils sont un symptôme très-funeste.

Une sécrétion augmentée du mucus de la gorge, ou de la salive, qui n'est point suivie d'aphthes, est souvent favorable (1). La dernière va quelquefois jusqu'à la salivation, et on a trouvé qu'elle devenoit alors critique. Sydenham (2) et Huxham (3) rapportent des cas de cette espèce.

Une éruption galeuse qui se montre vers la bouche, ou derrière les oreilles, accompagne

---

de cette espèce de synochus qu'accompagne l'éruption miliaire, est souvent précédée par l'apparition des aphtes. (Voyez *Mead. Monita et Præcepta medica.*)

(1) On a fait mention de la première de ces sécrétions, comme ayant été généralement suivie d'une diminution des symptômes dans la dernière fièvre pernicieuse de Philadelphie.

(2) *Voyez* Sydenham, *de Febribus continuis.*

(3) *Voyez* Huxham, *On Fevers*. Vogel observe que des intermittentes sont quelquefois guéries par la salivation.

plus souvent qu'aucune des éruptions précé-
lentes, la terminaison fatale de la fièvre (1).

Une des crises les plus remarquables des fièvres, c'est le gonflement et la suppuration es glandes et des autres parties du corps. ette crise arrive rarement dans la *synoque*. es glandes parotides sont les parties le plus ommunément affectées. Elles s'enflent et de- iennent enflammées, et l'événement de la èvre semble souvent dépendre de l'évacua- ion de la matière qui s'engendre dans ces landes.

Il a été généralement reconnu que la pra- ique la plus heureuse est de les ouvrir aussi- ôt, ou même avant qu'on puisse y sentir la uctuation. « Si la maladie, observe John » Pringle en parlant du typhus, se termine » par la suppuration des glandes parotides, une » précaution est seulement nécessaire ; c'est » d'ouvrir vite l'abcès sans attendre la fluctua- tion ou même la mollesse de la tumeur qui ne » peut jamais arriver, le pus étant là si vis- » queux, qu'après qu'il est mûr, la partie res- » tera aussi dure que si la suppuration n'avoit

(1) Rush, *On the yellow Fever of Philadelphia*, e la Fièvre jaune de Philadelphie; Chisholm, *On that Grenada*, de celle de la Grenade, etc. etc.

» pas commencé. » J'ai entendu dire à M. Walter Fazquhar, qu'étant attaché à un régiment sur le continent, il se manifesta parmi les troupes une fièvre violente, accompagnée d'un gonflement des parotides qui ne venoient jamais en suppuration ; presque tous les malades qui en furent attaqués moururent, jusqu'à ce qu'il s'avisa de lui-même qu'une incision de la glande engorgée pourroit devenir avantageuse ; il en retira les meilleurs effets.

« Il se manifeste chez plusieurs sujets vers le » déclin de la maladie, observe le docteur Do- » nald Monro, des gonflemens des glandes pa- » rotides qui marchent vers la suppuration, et » deviennent critiques. Chez deux sujets seule- » ment de tous ceux auxquels je donnois mes » soins en Allemagne, ces gonflemens vinrent » de bonne heure dans la fièvre, mais ils ne » suppurèrent pas ; les deux malades mouru- » rent. Tous les autres recouvrèrent la santé, » excepté un vieillard invalide de Brême (1). »

Le docteur Monro appliquoit des cataplasmes et des emplâtres gommés sur les glandes enflammées, et il les ouvroit aussitôt qu'il

(1) Ce cas démontre, d'une manière frappante, la connexion qu'il y a entre la suppuration des parotides et la solution de la fièvre. Une tumeur se manifesta sur le côté droit, elle vint en suppuration, et devint cri-

sentoit la matière purulente. Les cas dans lesquels les malades mouroient avant qu'on les eût ouvertes, semblent indiquer qu'on doit préférer le mode de traitement du docteur Pringle. Quelques épidémies cependant donnent lieu à des conclusions différentes, comme il paroît d'après les observations d'Acrel, dans les Mémoires de l'Académie royale des Sciences de Stockholm. Il eut occasion, dans des fièvres malignes, de rencontrer souvent des abcès dans différentes parties du corps. D'abord il les ouvroit aussitôt que la matière étoit formée; les suites en étoient, que les forces tomboient, que la fièvre s'envenimoit, et que les malades mouroient généralement avant huit jours.

Dans quelques cas, la fluctuation de la matière étant distinctement perçue, et une évacuation purulente par bas, par la bouche ou par le nez survenant, les tumeurs se résolvent, et la fièvre cesse. Des médecins ont cherché à amener la terminaison que la nature indi-

---

tique; peu de temps après la fièvre reparut, une autre tumeur se manifesta sur le côté gauche, vint aussi en suppuration, et la fièvre cessa de nouveau. Le malade mourut dans la suite, de la fièvre hectique, qui devint la conséquence de la sécrétion abondante des ulcères.

quoit, en donnant de doux laxatifs aussitôt que la matière étoit formée. Il est d'observation qu'à la troisième selle, ils ont trouvé généralement de la matière purulente mêlée dans les excrétions, que les tumeurs se résolvoient, et que la fièvre disparoissoit.

Il se manifeste quelquefois des tumeurs aux aisselles, aux aines et aux testicules. Le docteur Rush observe que des tumeurs glanduleuses accompagnent fréquemment la fièvre jaune. Il ne les a jamais vues venir en suppuration, mais il a observé qu'elles sont généralement favorables. Le docteur Chisholm, cependant, remarque qu'elles étoient au nombre des symptômes défavorables de la dernière fièvre pernicieuse des Indes Occidentales qui différoit, sous plusieurs rapports, de la fièvre jaune ordinaire, en particulier, parce qu'elle étoit accompagnée, du moins dans la Grenade, d'éruptions pestilentielles.

Une affection particulière des testicules et du scrotum se montre quelquefois dans cette fièvre, et devient critique (1).

Le frisson est le dernier symptôme dont je ferai mention, comme méritant une place

---

(1) *Voyez* les pages 122 et suivantes du Traité de Chisholm.

parmi les crises des fièvres. Lorsqu'il survient dans les progrès de la fièvre *continue*, il est quelquefois suivi du période du froid et des autres symptômes du paroxysme d'une fièvre intermittente; alors la fièvre prend la forme intermittente.

Les auteurs rapportent divers autres symptômes critiques des fièvres; mais on a observé si rarement la plupart d'entre eux, qu'on doit regarder leur présence plutôt comme accidentelle, que comme particulièrement liée avec la solution de la fièvre. Tels sont, des suppurations dans différentes parties du corps arrivant après un temps considérable de la guérison; le rhumatisme, le catarrhe vésical ou ordinaire, survenant vers le temps où la fièvre cesse; des tumeurs indolentes, des squirrhes de différens viscères, diverses affections de dents, des gencives, des articulations et des os (1), des affections nerveuses et spasmodiques, et autres, etc. etc.

Plusieurs médecins de l'antiquité se sont efforcés d'assigner la cause des mouvemens périodiques des fièvres. Leurs opinions sont main-

---

(1) Quelques-unes de ces dernières ont peut-être droit à ce qu'on les regarde comme liées avec la solution de la fièvre. *Voyez* Vogel, *de cog. et cur. morb.*

tenant regardées à juste titre comme mal fondées, et plusieurs même comme entièrement fantasques. L'opinion la plus ancienne étoit fondée sur la doctrine du pouvoir des nombres des pythagoriciens; Hippocrate semble avoir été de cette opinion. Galien renonça à une doctrine si absurde, et imagina que les crises des fièvres étoient occasionnées par les changemens de la lune. Cette opinion eut pendant long-temps l'approbation générale des écrivains en médecine, et nous trouverons qu'une opinion semblable à celle-là, et réclamant le privilége d'une observation d'une grande étendue, a été soutenue depuis peu.

CHAPITRE III.

Des apparences morbides découvertes par l'autopsie de ceux qui meurent des fièvres intermittentes.

Plusieurs maladies sont mortelles, sans laisser après elles aucune trace qu'on puisse découvrir par l'autopsie. Cela, strictement parlant, est vrai de la fièvre intermittente aussi-bien que de la continue. On observe, à la vérité, différentes apparences morbides dans ceux qui meurent de fièvres intermittentes ; pas une de ces apparences, cependant, ne peut être regardée comme essentiellement liée avec la fièvre ; pas une ne semble entièrement liée avec sa cause, et il n'y en a aucune qu'on puisse regarder comme sa conséquence immédiate (1). Les fièvres intermittentes sont souvent la cause d'autres maladies, d'indurations des différens viscères ; et sous ce rapport elles peuvent être regardées comme cause des apparences morbides qui leur appartien-

(1) Lorsque M. Wilson écrivoit ces réflexions sur l'anatomie pathologique, il ne connoissoit pas toute l'influence qu'on veut donner aujourd'hui à cette partie dans la théorie et la pratique de la médecine ; il auroit sans doute disserté sur le degré de confiance qu'on doit ajouter aux traces des lésions qu'on trouve dans les cadavres, et surtout sur les cas où elles peuvent rendre raison de la cessation de la vie. Ne porte-t-on pas trop loin le désir de tout expliquer lorsque, sur une simple rougeur, des granulations, ou une légère ulcération d'une partie du tube intestinal (surtout de l'*ileum* qui est le plus souvent affecté), on se flatte de posséder la véritable cause du mal auquel a succombé le malade ? Tous les médecins avouent qu'ils ont rencontré des cas dans lesquels on n'a pu trouver à l'autopsie aucune altération qui correspondît aux symptômes de la maladie qui avoit eu lieu. *Voyez* M. Broussais, au bas de la page 7 du vol. II de l'*Histoire des Phlegmasies chroniques*. (*Note du Trad.*)

nent. Mais nous devons prendre garde de confondre ces fièvres avec leurs conséquences; ce qui a donné naissance à l'opinion des fièvres intermittentes dépendantes de certains états de la bile, et à d'autres hypothèses mal fondées. J'ai eu occasion d'énumérer les maladies le plus fréquemment compliquées avec les fièvres intermittentes. Nous trouvons que les écrivains font mention de leurs effets dans les différentes cavités du corps, comme étant les suites des fièvres intermittentes.

On trouve fréquemment l'estomac, les intestins, le péritoine et le mésentère enflammés, ou d'une couleur brunâtre et quelquefois sphacélés. L'épiploon et le mésentère paroissent quelquefois usés; dans d'autres cas, avoir des tumeurs formées dans leur substance. L'estomac et les intestins sont souvent dilatés par suite de l'air qui les a distendus; et dans différentes portions des derniers, on observe fréquemment des constrictions surnaturelles, la vésicule du fiel est souvent gonflée, et on trouve dans l'estomac et les intestins une quantité extraordinaire de bile. Le foie est fréquemment durci et plus développé, quelquefois il est diminué de volume et d'une couleur blanchâtre; on l'a trouvé de temps en temps, six ou sept heures seulement après la mort, mou, et comme on dit, en putréfaction. Dans quelques cas il semble engorgé de sang, la veine des portes se trouvant très-dilatée; dans d'autres, il est teint de bile. On trouve de plus le pancréas quelquefois ulcéré, plus fréquemment dans un état d'induration. Dans les intermittentes, la rate est particulièrement sujette à s'affecter; elle est souvent augmentée, et pèse fréquemment plusieurs livres. Quelquefois sa structure a été si complétement détruite, qu'elle présente l'apparence d'un sang coagulé, enveloppé dans une membrane. Plus fréquemment elle est dans un état d'induration; dans cet état, elle a reçu le nom de *Gâteau de la fièvre intermittente* : elle est sensible au toucher du malade à travers les tégumens de l'abdomen. Cette affection de la rate est particulièrement sujette à survenir dans les fièvres rémittentes bilieuses des climats des tropiques. Strack pense que les enfans y sont plus sujets que les adultes. On a trouvé aussi le mésentère et d'autres petites glandes de l'abdomen dans un état d'induration.

On trouve souvent des traces d'inflammation dans les poumons et dans les plèvres; on a quelquefois trouvé les premiers mollasses et gangréneux. Le cœur aussi est souvent dans un état de flaccidité et de dilatation, les vaisseaux des poumons sont engorgés et renferment du sang noirâtre. Cet état du cœur et des vaisseaux sanguins est la suite de la circulation qui avoit été difficile dans les poumons quelque temps avant la mort; si bien que cela est le plus remarquable dans les cas où la dyspnée a été la plus grande. Lorsque la peau est teinte en jaune, le sérum est par conséquent de la même couleur dans le thorax et les autres cavités où il circule. Dans les fièvres intermittentes, on observe moins fréquemment des apparences morbides dans la tête (1). On trouve

(1) J'en ai observé un cas très-curieux à l'Hôpital des Enfans malades, à la clinique de M. Jadelot. Le nommé J.-B. Astre, âgé de dix-sept ans, est admis dans l'hôpital le 13 novembre 1818; il se plaignoit depuis plus d'un an de fréquens maux de tête, l'ouïe étoit dure surtout à gauche; il avoit eu un mois avant son entrée un écoulement par le conduit auditif externe du même côté, et les maux de tête étoient devenus plus forts. Vingt jours plus tard il éprouva une céphalalgie violente, pulsative, des étourdissemens, une roideur douloureuse à la partie gauche de l'occiput, avec difficulté de mouvoir le cou, et avec tumeur, une fièvre forte, des lassitudes générales et des nausées; tous ces symptômes furent en augmentant jusqu'à la mort, qui arriva neuf jours après son entrée, et présentèrent dans leur cours des paroxysmes fébriles irréguliers, qui avoient les dehors d'une fièvre intermittente pernicieuse, dont

quelquefois des polypes dans les sinus; mais on les y rencontre fréquemment de quelque maladie que le malade soit mort. On trouve de temps en temps dans le cerveau des traces d'inflammation et même des abcès.

Si le malade meurt dans l'accès du froid, on dit qu'on observe une accumulation extra-

---

on calma les accès par l'administration du quinquina. A l'autopsie, on trouva, outre de légers phénomènes qui ne rendoient pas compte des symptômes qu'avoit éprouvés le malade; on trouva, dis-je, que la dure-mère étoit décollée dans les fosses temporales et occipitales gauches; elle étoit épaissie surtout dans la portion correspondante au rocher où elle étoit ulcérée, fongueuse, et couverte de végétations brunâtres, surtout à la face externe. Tout le rocher étoit carié et baigné d'une sanie brunâtre, extrêmement fétide et mêlée de débris d'os. La suture qui unit la partie postérieure de la paroi mastoïdienne du temporal à l'occipital, étoit détruite, et donnoit passage à la sanie. L'occipital lui-même dans ses points de contact avec le temporal étoit carié. Toute la partie de la base du cerveau, qui reposoit sur le lieu du décollement de la dure-mère, étoit couleur de feuille morte, et comme en putrilage dans l'épaisseur de deux lignes environ; cette altération n'alloit pas jusqu'à la substance médullaire. La face inférieure des deux lobes du cervelet offroit une couleur analogue, mais moins prononcée, sans altération de tissu et de la dure-mère correspondante.

On reconnut que la tumeur extérieure, observée pen-

ordinaire de sang dans les parties internes. C'est la seule apparence morbide, si nous en exceptons un état général de flaccidité, qui existe lorsque les forces ont été extrêmement épuisées; ce qu'on peut regarder comme essentiellement lié avec la fièvre. On a sans doute exagéré cet état dans le dessein de le faire servir à appuyer quelques hypothèses.

---

dant la vie, étoit formée par une vaste collection de sanie rougeâtre, qui avoit passé à travers les ouvertures du rocher par l'écartement de sa suture temporo-occipitale, et s'étoit rassemblée profondément sous les muscles qui s'attachent aux apophyses styloïde et mastoïde. Vers l'occiput ce foyer étoit plus superficiel, et commençoit à se prononcer sous la peau au haut du bord externe du muscle trapèze. On remit au lendemain l'examen plus exact des pièces osseuses; mais le cadavre fut enlevé et enterré dans la journée.

Le premier et le second jour, M. Jadelot avoit cru que les symptômes de la tête dépendoient par sympathie d'une affection de l'abdomen; mais le troisième, il annonça qu'il y avoit une altération grave du cerveau, ou quelque abcès profondément situé dans les vertèbres du cou, et qu'il ne croyoit pas que les secours de l'art pussent y remédier. (*Note du Trad.*)

CHAPITRE IV.

Des causes des fièvres intermittentes.

En parlant des causes éloignées, je ne traiterai pas toujours séparément de ce qu'on a appelé *causes prédisposantes et excitantes*, de ce qu'on a appelé *circonstances* qui rendent le corps sujet à la maladie, et *circonstances* qui l'établissent malade, puisque dans plusieurs circonstances il est impossible de dire à laquelle de ces classes appartient une cause particulière quelconque.

Cette division des causes éloignées est moins sujette à objection dans les fièvres intermittentes que dans la plupart des autres maladies; car diverses observations semblent prouver que ces fièvres viennent principalement, sinon uniquement, d'une cause excitante, des effluves des terres marécageuses, appelés par les médecins, miasmes des marais.

Section première.

Des causes prédisposantes des fièvres intermittentes.

Des diverses circonstances qui favorisent l'action de la cause excitante des fièvres intermittentes, il y en a quelques-unes qui agissent en rendant le corps plus impressionnable à son action; d'autres qui paroissent agir en augmentant le pouvoir de la cause elle-même, et quelques-unes qui agissent des deux manières. Pour avoir un plan beaucoup plus régulier et éviter des répétitions, nous considérerons les deux au chapitre des Miasmes des marais, parce que ce sont là les circonstances qui favorisent l'action qui produit la fièvre intermittente.

SECTION II.

Des causes excitantes des fièvres intermittentes.

Nous avons plusieurs exemples des effets étonnans d'une atmosphère chargée de vapeurs malfaisantes. On dit que les femmes naturellement blanches, et qui ont résidé constamment dans les plus bas districts de la province de la Géorgie, vivent rarement jusqu'à l'âge de quarante ans; les hommes approchent quelquefois de cinquante. On a fait des observations semblables dans quelques parties de l'Égypte sur les bords du Nil (1). On trouve dans la Caroline et la Virginie des situations

---

(1) *Voyages de Bruce dans l'Abyssinie, etc.*

marécageuses qui détruisent la vie encore plus promptement. Je suis informé, avec assez de vraisemblance, dit le docteur Jackson (1), qu'on n'a pas un exemple d'une personne qui, née à Péterborough dans la Virginie, et ayant constamment habité le même lieu, ait vécu jusqu'à l'âge de vingt-un ans.

L'influence des miasmes marécageux, comme produisant les fièvres intermittentes, fut observée pour la première fois par Lancisi vers le milieu du dix-septième siècle. Elle est maintenant si généralement reçue, qu'il n'est pas nécessaire de rapporter des faits pour la soutenir (2).

C'est donc une observation presque universelle, que les fièvres intermittentes règnent

---

(1) *Relation des Maladies de la Jamaïque* du docteur Jackson.

(2) On peut consulter à ce sujet, si on désire connoître plusieurs faits sur cette matière, l'excellent *Mémoire sur l'influence des marais*, par le professeur Beaumes; la *Stastistique du département de l'Ain*, par Fodéré; la *Relation d'une Épidémie des fièvres intermittentes qui régna à Bordeaux en* 1805, par M. Coutanceau; ainsi que l'épidémie décrite par M. Chavassieu d'Audebert, laquelle ravagea, en 1806, le petit village d'Ercole dans le royaume de Naples, etc. (*Note du Trad.*)

dans les pays bas et marécageux; on peut au surplus regarder notre climat comme favorable à la production de ces fièvres. Dans le Lincolnshire et dans d'autres pays pleins de marais, il y a peu de maladies aussi fréquentes. Près des étangs stagnans, spécialement lorsque la saison est chaude, elles sont souvent épidémiques.

Dans d'autres contrées nous avons des preuves plus frappantes des effets des miasmes des marais. En Égypte, après que le Nil s'est retiré laissant après lui la terre humide couverte d'une grande quantité d'animaux et de substances végétales en putréfaction, ces fièvres commencent à dominer. On nous informe que les Arabes, lorsqu'ils veulent se venger des Turcs de Bussarah, rompent une partie des rivages de l'Euphrate par laquelle il inonde les déserts voisins de cette ville. L'eau stagnante et les poissons morts se putréfient bientôt; et des fièvres mortelles, généralement de la forme rémittente, en sont la conséquence. On a estimé que les fièvres amenées par une seule inondation de ces déserts, font périr environ douze à quatorze mille habitans de Bussarah (1).

---

(1) *Voyez* les *Observations sur la Fièvre de Bussa-*

Nous rencontrons rarement des fièvres intermittentes lorsqu'il existe une cause si puissante. Les fièvres intermittentes et rémittentes proviennent des différens degrés de la même cause. Dans la Jamaïque (observe le docteur John Hunter), les fièvres sont généralement intermittentes dans les saisons les plus saines; dans les autres saisons pluvieuses et malsaines, ce sont les rémittentes (1).

On observe généralement que pendant les saisons plus tempérées les fièvres intermittentes régulières dominent, et cèdent facilement pour la plus grande partie aux moyens ordinaires. A mesure que la saison devient plus chaude et plus humide, on voit paroître un redoublement et un prolongement des paroxysmes, tel qu'à la longue la maladie ne diffère que peu de la fièvre continue. C'est dans les saisons les plus chaudes que la rémittente pernicieuse de Bussarah est toujours le plus à craindre. Dans les latitudes plus élevées, même lorsque les fièvres automnales

---

rah, dont nous avons parlé, dans les Transactions d'une société pour l'accroissement, etc. année 1793.

(1) *Voyez* les *Observations de J. Pringle sur les Maladies de la Flandre;* et voyez d'autres ouvrages sur ce sujet.

sont de la nature la plus continue, si elles tirent leur origine des miasmes des marais, elles commencent à devenir intermittentes; lorsque l'hiver commence, et avant qu'il soit fort avancé, elles se terminent souvent en simples tierces ou en quartes.

C'est pourquoi la véritable fièvre intermittente est une maladie qui n'est ni des climats très-chauds ni des climats très-froids. Bontius (1), Lysons (2), Clarck (3), et autres, remarquent qu'on la rencontre rarement près de l'équateur. On peut regarder la fièvre rémittente comme endémique dans les climats brûlans. Au surplus, parmi les climats qu'on peut appeler *tempérés*, les plus chauds sont le plus favorables à la production des fièvres intermittentes; dans ces climats, comme en Angleterre, elles dominent généralement, surtout lorsque la saison a été pendant quelque temps extraordinairement chaude, particulièrement lorsque la pluie tombe soudainement après un été chaud.

Les changemens subits de temps, soit du

(1) *De Medicina Indorum.*

(2) *Essay on Fevers.* (Essai sur les Fièvres, etc.)

(3) *On the Diseases in long voyages to hot climates.* (Sur les Maladies des longs voyages dans les climats chauds.)

chaud au froid, ou du froid au chaud, favorisent la production des fièvres intermittentes. Il est constant, dit Raymond (1) en parlant des fièvres intermittentes de Mettleburgh, que si le temps froid et humide de l'automne succède subitement à une sécheresse et à une chaleur d'été extraordinaire, ces fièvres sévissent plus généralement, et montrent une plus grande tendance à devenir malignes.

Les médecins d'armée ont de plus particulièrement observé que les fièvres intermittentes sont fréquentes, si à un jour chaud succède une nuit froide et humide. Ceci arrive souvent dans les contrées marécageuses; car les exhalaisons qui s'élèvent pendant le jour, étant condensées, lorsque l'influence du soleil vient à manquer, la terre se couvre pendant quelques heures d'un brouillard épais.

L'humidité appliquée sur le corps favorise particulièrement l'action des miasmes marécageux. On observe que ceux qui vivent sur des monticules, quoique également exposés aux miasmes des marais, sont moins sujets aux fièvres intermittentes; et que ceux qui habi-

(1) Raymond, *On the Intermittents of Mettleburgh*, (Sur les Intermittentes de Mettleburgh); dans le *Sylloge Opusculorum de Baldinger*.

tent au rez de chaussée y sont plus sujets que ceux qui habitent les parties plus élevées des mêmes maisons. John Pringle observe que de deux bataillons en quartier l'un près de l'autre, et sur le terrain de la même hauteur, l'un dans une ville, l'autre dans les maisons des paysans de la contrée, le dernier fut plus sujet aux fièvres intermittentes à cause de l'humidité des cabanes. Nous trouvons de semblables observations dans les ouvrages du docteur Donald Monro, du docteur Brocklesby, et autres médecins d'armée.

On a objecté que nous ne saurions supposer que l'humidité favorisât la production des fièvres intermittentes, puisqu'elles sont plus fréquentes lorsqu'il n'y a que peu d'eau restant sur la surface de la terre, que lorsque toute une contrée en est couverte; les habitans de l'Égypte, par exemple, ne sont que peu affligés par des fièvres intermittentes pendant que leur pays est couvert d'eau; c'est surtout lorsque le Nil se retire dans son lit, qu'elles dominent : et dans les Indes occidentales on observe que, pendant que les étangs sont profonds, les fièvres sont ou en petit nombre ou de nature bénigne; c'est lorsque leurs fonds se montrent que les fièvres les plus pernicieuses commencent à sévir.

Mais lorsque la contrée est submergée, il y a naturellement moins de miasmes des marais que lorsque la terre humide est exposée à l'action du soleil. D'ailleurs nous savons que la rapidité de l'évaporation est proportionnée à la température et à l'étendue de la surface. Lorsque la terre est entièrement inondée elle présente une surface unie, et par conséquent la plus petite possible; et l'eau étant presque transparente, les rayons du soleil ont fort peu d'action pour augmenter sa température (1). Lorsque l'eau a été absorbée, la surface en est augmentée, et par cela même rendue inégale. Le soleil porte alors son action non sur une eau transparente, mais sur une terre humide, et il en augmente extrêmement la température, qui est encore augmentée par la putréfaction qui, dans ces circonstances, arrive rapidement. Nous observons fréquemment un brouillard épais sur une terre humide, mais rarement sur la surface de l'eau.

Il paroît que l'humidité produit en si grande partie les fièvres intermittentes, qu'à

---

(1) Il paroît d'après les expériences de M. Melvil, dans les *Essais littéraires d'Édimbourg*, que la lumière augmente la température en raison qu'elle est obstruée, réfléchie ou réfractée.

la première pensée nous sommes portés à attribuer l'entière action des miasmes des marais à l'humidité qui l'accompagne. Le docteur Moseley fait l'observation que les fièvres intermittentes sont fréquentes pendant la saison pluvieuse dans les climats chauds ou il n'y a pas de marais ; et le docteur Lind observe qu'un individu peut être pris d'une fièvre intermittente dans le lieu le plus sain de l'Angleterre. Ce n'est pas une objection raisonnable à faire à cette opinion, que de dire qu'on n'a pas remarqué qu'une atmosphère chargée d'humidité produisît des fièvres intermittentes en mer, car dans un vaisseau tout est beaucoup plus exempt d'humidité que ne le sont les situations humides sur terre.

Toutefois il y a plusieurs observations qui semblent prouver que, quelque effet que puisse avoir l'humidité pour produire les fièvres intermittentes, elle n'est pas la seule et probablement la principale circonstance à laquelle on doive les effets des miasmes des marais. Le docteur Lind remarque que les vaisseaux qui se trouvent à une distance considérable d'un rivage marécageux, évitent les fièvres intermittentes ; tandis que d'autres qui en sont plus près, à la distance d'un mille environ, y peuvent être sujets. Nous ne pouvons, dans ce cas, les attribuer à l'humidité de la brise de terre, puisque les brouillards les plus épais qui tombent sur un vaisseau ne les produisent pas. Plusieurs ont douté si l'humidité même produit les fièvres intermittentes, indépendamment des miasmes des marais. Il n'y a pas de doute que ceux-ci les renouvellent.

Il paroît que c'est par l'humidité qu'ils occasionnent que l'étendue des bois favorise l'action des miasmes des marais ; ils répandent une humidité constante sur la terre, et empêchent les rayons du soleil de tomber dessus, et le vent de passer sur la surface.

De plus, ils enferment l'air humide si bien, que ceux qui habitent les lieux pleins de bois sont constamment exposés à une atmosphère chargée d'humidité.

Les soldats campés dans les bois évitent rarement les fièvres intermittentes ; il y a une preuve bien évidente de cette observation dans les ouvrages de John Pringle, du docteur Cleghorn et autres. Toutefois il paroît, d'après d'autres observations, en particulier d'après celles du docteur Jackson et du docteur Rush, que des bois dispersés çà et là préviennent les fièvres intermittentes chez ceux qui vivent dans des contrées découvertes ; un moyen trèsévident, et d'après lequel ils peuvent avoir cet effet, c'est d'empêcher que les miasmes des marais ne se répandent. C'est pourquoi les médecins d'armée recommandent d'avoir, s'il est possible, un bois entre les terrains marécageux et le campement.

Si les observations du docteur Rush sont justes, ce n'est pas le seul moyen par lequel les bois tendent à empêcher ces fièvres, il faudroit entrer dans une discussion très-longue pour considérer ce sujet à fond. Le lecteur peut consulter les observations sur les causes du surcroît des fièvres intermittentes dans la Pensylvanie (1).

Les bords des rivières, si elles ne sont pas marécageuses, ont été recommandés pour camper les troupes dans la vue de prévenir les fièvres intermittentes ; parce que le cours de l'eau occasionne une circulation constante de l'air, et tend ainsi à entraîner les vapeurs malfaisantes. Peu de causes élèvent à un degré plus grand l'action des miasmes des marais, que l'exposition à l'air de la nuit (2). Il paroît, d'après les observations de M. Badi-

---

(1) *Voyez* le vol. II des *Recherches et Observations méd.* de Rush.

(2) Lancisi nous apprend que des voyageurs ont con-

nock (1), qu'il est la principale cause de la *fièvre rémittente bilieuse* des latitudes brûlantes; ét c'est à la même cause que Bontius attribue entièrement les plus mauvaises fièvres de Batavia (2) : c'est une chose bien connue que dans les Indes, soit Orientales, soit Occidentales; le peuple est souvent pris de fièvres intermittentes pour avoir passé une nuit dehors, et spécialement dans les bois.

Dans le premier volume du *Muséum médical*, le docteur Hales propose de mouiller le corps avec de l'eau salée pour prévenir les mauvais effets de l'exposition aux rosées de la nuit dans les pays chauds (3); et il allégue à son

---

tracté des maladies mortelles en allant de Rome à Florence, et bien plus encore en allant de Naples à Rome *pour avoir voulu profiter de la fraîcheur de la nuit.* On ne sera pas étonné de ce phénomène lorsqu'on se rappellera que les campagnes qui avoisinent ces villes et d'autres contrées de l'Italie, sont couvertes de marais. (*Note du Trad.*)

(1) *Voyez* le vol. IV des *Obs. et Recherch. méd.*

(2) Le docteur Lind rapporte une preuve frappante des effets funestes de l'air de la nuit à Batavia.

(3) L'observation du docteur Hales s'accorde très-bien avec celle de M. Beaumes, professeur à Montpellier, dans son excellent *Mémoire sur l'influence des marais, etc.* Il dit, page 21 : « Frontignan, Mireval,

appui quelques faits heureux dus à cette pratique.

Quant aux causes prédisposantes des fièvres intermittentes en général, on peut observer que tout ce qui tend à affoiblir le corps y prédispose, soit une excessive chaleur ou une atmosphère froide et humide, un régime pauvre et pas assez copieux, ou la gloutonnerie et l'abus des liqueurs fermentées; beaucoup trop d'exercice ou d'indolence habituelle, de mauvais vêtemens, les passions fortes, de longues veilles, l'usage habituel de médicamens irritans, particulièrement les forts cathartiques, et tout ce qui de plus tend à mettre le désordre dans les premières voies; l'usage intempestif du bain chaud ou froid, des suppressions de sueurs ou d'éruptions, et la cessation ou l'augmentation d'une évacuation habituelle quelconque. En un mot, ceux qui

---

» Vic et d'autres lieux, qui formoient jadis de petites » villes florissantes sur les côtes de la Méditerranée, » dans le département de l'Hérault, ne sont plus au» jourd'hui que de mauvais villages, que la misère et » l'abandon gagnent de plus en plus. » Il attribue ces changemens à la suppression des marais salans, qui eut lieu en 1694; ce qui occasionna le croupissement des eaux et la formation des marais dans les lieux circonvoisins. (*Note du Trad.*)

prennent de bonnes nourritures, qui sont à leur aise, qui ne s'adonnent pas aux excès dans le boire et le manger, qui ne sont pas en butte à des passions fortes, et qui usent d'un exercice modéré et régulier ; ceux-là sont le moins sujets aux fièvres intermittentes.

On a pensé que des alimens d'une nature particulière prédisposent à ces fièvres. Aurivillius soutient que ceux qui vivent de porc frais et de poisson y sont plus sujets que les autres hommes ; cela est du moins vrai pour ceux qui vivent d'alimens de mauvaise qualité et de difficile digestion.

Indépendamment de la cause qui les a d'abord produites, presque toutes les circonstances qui ont été mentionnées comme favorisant l'action des miasmes des marais, sont capables de renouveler les fièvres intermittentes.

Une circonstance curieuse qui, comme la doctrine des jours critiques, n'a pas obtenu l'assentiment général, semble mériter une place parmi leurs causes prédisposantes ; et, comme cette doctrine, cette circonstance curieuse semble appuyée sur l'observation d'une grande étendue ; le docteur Lind, le docteur Jackson, et d'autres, ont fait quelques observations relatives à l'influence que les changemens de la lune sont supposés avoir pour déterminer l'invasion ou le renouvellement des fièvres, particulièrement de celles des climats chauds (1).

---

(1) Je transcrirai ici les observations que le célèbre Fouquet, ancien professeur de clinique à l'École de Montpellier, faisoit à ses élèves sur cet acticle : « Il » faut savoir que, quoiqu'il semble prouvé contre Keil, » que ni la conjonction ni l'opposition des planètes, » n'influe en rien sur l'origine et sur la propagation des » maladies soit vraiment épidémiques, soit autrement » populaires ; quoique le jésuite Belgrado ait opposé aux » observations et aux assertions de R. Mead, que la » cause du retour des accès épileptiques n'est rien » moins qu'en raison de certaines phases de la lune, ou » des rayons plus lumineux que cet astre nous réfléchit ; » quoique enfin, plus anciennement, Fracastor ait combattu avec avantage le système de Galien, qui subordonne la marche des crises aux différens aspects de la » lune, on ne peut néanmoins se refuser à l'authenticité des faits ou aux témoignages de plusieurs médecins célèbres, qui prouvent, de la part des astres, une » action plus ou moins vive sur l'atmosphère, laquelle » s'étend jusqu'à nos corps, d'ailleurs organisés de manière à entretenir la relation la plus intime avec l'air, » et d'autant plus que ces corps se trouveront dans des » circonstances particulières, qui les rendront plus sensibles à cette action.

» Sans parler ici des observations d'Hippocrate sur » les équinoxes et les solstices, et sur le lever et le cou-

Après avoir brièvement déterminé ce qui avoit été fait par d'autres sur ce sujet, le der-

---

» cher de certains astres, aucun observateur n'ignore » que l'état du ciel influe, non-seulement sur les dispo- » sitions du corps, mais encore sur celles de l'esprit; » vérité bien connue des anciens, et qui se trouve ex- » primée dans ces vers traduits du grec, qu'on lit dans » Cicéron *de* (*incerto*):

» *Tales sunt hominum mentes, quali pater ipse*
» *Jupiter auctifera lustravit lampade terras.*

» Ceci rappelle le beau passage des *Géorgiques* de » Virgile :

» *Verùm ubi tempestas et cœli mobilis humor,*
» *Mutavere vias*, etc.

» Piquer assure s'être convaincu, dans sa pratique, » de la vérité de ce qu'avance P. Martian, savoir : que » la marche des maladies chroniques suit les mouve- » mens du soleil; en sorte que ces maladies s'irritent, » s'exaspèrent, aux époques où le soleil passe, de son » mouvement propre, d'un signe du zodiaque dans » l'autre signe, en parcourant l'écliptique, pour la for- » mation de l'année; ce qui répond au 20 de chaque » mois (*obras* d'Hippoc. *illustradas*). Cardan croit aux » influences lunaires. P. Martian prétend que l'action » du soleil détermine l'heure de la crise, et l'action de » la lune le jour de cette crise (*virtus solis est crisim* » *hâc vel illâ horâ excitare; virtus lunæ autem, hâc* » *vel illâ die*). Les livres des épidémies et des éphémé- » rides de Baillou, sont pleins de faits intéressans qui » déposent de l'influence de la lune et des éclipses, sur

nier observe : « Dans le dessein d'assurer la » vérité de cette conjecture que je considérois

---

» les altérations de l'atmosphère, et conséquemment sur » les maladies. Ramazzini, dans son *Histoire des Fièvres* » *malignes pourprées* qui régnèrent à Modène en 1692, » 93 et 94, observe que la fièvre devenoit plus violente » et plus meurtrière dans les pleines lunes, et que ses » ravages augmentoient au temps de l'opposition ou de » la disparition de cet astre. Il ajoute qu'une éclipse de » lune étant survenue dans la nuit du 21 janvier 1693, » la plupart des malades moururent au moment même » de l'éclipse. J'ai rapporté quelque part, d'après Lind, » qu'une éclipse totale de lune étant arrivée, en 1762, » sur les côtes de Coromandel, les Anglois établis dans » le pays, qui avoient actuellement les fièvres intermit- » tentes ou qui étoient guéris depuis peu, éprouvèrent » tous le même jour de l'éclipse le retour du paroxysme. » Balfour, docteur en médecine et chirurgien de la » compagnie anglaise des Indes orientales, a consigné » dans une dissertation plusieurs observations qu'il a » faites dans le Bengale, et particulièrement sur les sol- » dats d'un régiment de Cipaïes, dont il étoit chirur- » gien, lesquelles attestent l'influence la plus marquée » de la lune ou de ses différentes phases sur la marche » et le retour des accès des fièvres intermittentes bi- » lieuses qui règnent très-communément dans ces con- » trées. Aubri, dans ses *Oracles de Cos*, confirme, par » des faits dont il a été témoin, cet influx de la lune sur » les maladies. Il prétend même avoir observé plusieurs » fois que les crises sont toujours plus salutaires vers le

» comme une matière de quelque importance, » je me munis de l'almanach de l'an 1776, et

---

» temps de la première quadrature de cette planette, » et celui de l'opposition suivante, ainsi que l'avoit observé Galien. Chamseru rapporte une foule d'exemples de cette même influence lunaire sur quelques » affections de la vue, dans un Mémoire inséré parmi » ceux de la Société de médecine de Paris, où il cite » souvent les expériences de Wilson sur *l'influence des* » *climats sur les animaux et sur les végétaux*. On doit » encore lire sur cette matière, outre l'ouvrage très-» connu de R. Mead, *de imperio solis et lunæ*, et ceux » des divers auteurs qui y sont cités, une dissertation » de Sauvages, soutenue dans la ci-devant Université » de médecine de cette ville, et qui a pour titre, *de* » *astrorum influxu in hominem*, et l'art. *Astre* de l'En-» cyclop. *in*-4.

» Mais, pour revenir aux éclipses, on lit, dans la vie » de l'illustre chancelier Bacon, que dans les éclipses de » lune, ce grand homme, soit qu'il en fût prévenu ou » non, tomboit dans une espèce de syncope qui duroit » tout le temps de l'éclipse, et ne lui laissoit aucune » incommodité (*Analyse de la Philosophie du chance-* » *lier Bacon, avec sa vie*). Tout le monde connoît la » fameuse histoire de la femme de Varades, qui, au » moment d'une éclipse totale du soleil, tomba dans » l'asphyxie la plus alarmante, dont elle ne revint » qu'après que l'éclipse fut entièrement finie. (Ballon, » *epidem. et ephem.* lib. 1.)

» Voilà des détails qui ne doivent pas être nouveaux

» je marquai sur le feuillet blanc de cet alma-» nach la date précise de l'invasion de toutes

---

» pour les élèves à qui je les ai communiqués à diverses » reprises, dans mes conférences cliniques sur l'in-» fluence des astres dans les maladies, et sans y joindre » d'autre explication. Quoique longs, j'ai cru devoir les » rappeler ici, afin qu'ils puissent les méditer et en » éclairer leur opinion sur cet objet. L'auteur d'un ou-» vrage plein d'érudition qui vient de paroître sur *l'hy-» giène* (le professeur Tourtelle), semble porté à faire » dépendre, du moins en partie, les phénomènes rela-» tifs à l'influence des éclipses sur nos corps, de la pri-» vation de la lumière. On peut croire que ces phéno-» mènes tiennent encore à une autre cause, si l'on fait » attention aux angoisses et aux autres accidens dont » quelques personnes très-*nerveuses* se sentent agitées la » veille d'un orage ou d'un grand changement dans la » constitution atmosphérique, qu'il leur arrive souvent » de prédire. Deux ou trois jours avant le tremblement » de terre de Lisbonne, qui s'étendit jusqu'à Cadix et » bien au-delà, les habitans de cette dernière ville se » plaignirent tous d'un sentiment de foiblesse et d'acca-» blement qu'ils ne pouvoient définir. (J'ai parlé de ce » fait dans mon *Mémoire sur le climat de Montpellier.*) » Mais, pour avoir là-dessus des preuves encore plus » directes, il n'y a qu'à lire dans Baillou ce que ce » grand praticien rapporte des changemens subits qui » se firent remarquer, avec des accidens terribles, inex-» plicables et inouïs, dans les maladies (indépendam-» ment des apoplexies et des morts subites, précédées

» les fièvres qui étoient confiées à mes soins ». En relisant ces *memoranda* à la fin de l'année, il trouva qu'il avoit mis par écrit trente cas

---

» de symptômes d'une espèce de suette angloise qui sur-» vinrent dans le même temps), aux approches de l'éclipse » mémorable dont nous avons parlé à l'occasion de la » Varades. Les médecins de Paris en étoient tout dé-» concertés. Les personnes même non malades, tom-» boient tout à coup dans une sorte de langueur, et sans » cause manifeste sembloient près de rendre l'âme, » comme s'il y eût eu quelque démon pour agent. *Cor-» pora sana penè languebant jam jam derepente, et » sine causa manifesta, quasi quodam agente dæmo-» monio, agere videbantur animam.* (Epidem. et » ephem. lib. 1, *constitutio* 41.) Je n'aurois jamais cru, » ajoute Baillou, que de si grands troubles eussent pu » être l'effet de ces affections du soleil, de la lune et du » ciel. Il paroît donc qu'il doit y avoir, dans ces sortes » de cas, comme des symptômes précurseurs ou des » espèces de *terrentia* (si on peut s'exprimer ainsi) dans » l'atmosphère, lesquels consistent dans une sorte d'agi-» tation sourde ou d'affection *tacite* quelconque, cor-» respondante au météore qui s'avance et arrive plus tôt » ou plus tard. En effet, ce ne fut pas seulement la nuit » de la veille de l'éclipse, mais encore quelques jours » auparavant que ces phénomènes surprenans se décla-» rèrent subitement dans les maladies régnantes. » (*Obs. sur la Const. des six premiers mois de l'an V.* Montpellier, an VI.)

Nous ajouterons à ces idées de Fouquet, l'opinion de M. de La Place, dans son *Essai philoso-*

de fièvre rémittente propre, dont vingt-huit firent leur invasion à l'un ou l'autre des sept

---

phique sur les probabilités : « Les phénomènes singu-» liers qui résultent de l'extrême sensibilité des nerfs » dans quelques individus, dit ce savant, ont donné » naissance à diverses opinions sur l'existence d'un nou-» vel agent, que l'on a nommé *magnétisme animal*, » sur l'action du magnétisme ordinaire, et sur l'in-» fluence du soleil et de la lune dans quelques affec-» tions nerveuses; enfin sur les impressions que peut » faire éprouver la proximité des métaux ou d'une eau » courante. Il est naturel de penser que l'action de ces » causes est très-foible, et qu'elle peut être facilement » troublée par des circonstances accidentelles. Ainsi » parce que dans quelques cas elle ne s'est point mani-» festée, on ne doit pas rejeter son existence. Nous » sommes si loin de connoître tous les agens de la na-» ture et leurs divers modes d'action, qu'il seroit peu » philosophique de nier les phénomènes, uniquement » parce qu'ils sont inexplicables dans l'état actuel de nos » connoissances : seulement nous devons les examiner » avec une attention d'autant plus scrupuleuse, qu'il » paroît plus difficile de les admettre; et c'est ici que le » calcul des probabilités devient indispensable pour dé-» terminer jusqu'à quel point il faut multiplier les » observations ou les expériences, afin d'obtenir, en » faveur des agens qu'elles indiquent, une probabilité » supérieure aux raisons que l'on peut avoir d'ailleurs » de ne pas les admettre. »

M. Virey, dans l'article *Lune* du *Dictionnaire*

jours qui précèdent immédiatement la nouvelle ou la pleine lune.

Il continua la même expérience l'année suivante, le résultat fut semblable. Outre les cas de fièvre rémittente propre, il marqua aussi dans l'almanach plusieurs désordres fiévreux passagers. Pour la plus grande partie, leur invasion fut aussi dans le second ou le dernier quartier de la lune. Le plus grand nombre de

---

des Sciences médicales, en parlant de l'empire qu'on a attribué à la lune sur les retours des fièvres intermittentes surtout, dit : « Quoique dans nos climats ces correspondances soient très-peu remarquables ou même insensibles en général, nous ne nierons point qu'on n'ait pu les observer quelquefois plus manifestement. Nous pensons que l'influence luni-solaire peut même être fort active sous les tropiques, à cause que la lune et le soleil y doivent concourir simultanément, surtout aux équinoxes ou lorsqu'ils se trouvent ensemble aux points solsticiaux. Nous croyons donc qu'on doit admettre les observations des médecins qui en rapportent tant d'exemples dans l'Inde, et entre les régions équatoriales. Ainsi, sans ajouter une aveugle croyance à tous les récits populaires et à ceux que recueillent des savans tant de fois semblables au bas peuple à cet égard, il y a des circonstances dans lesquelles le médecin doit avoir égard à la lune, et surtout aux points équinoxiaux et solsticiaux, principalement entre les tropiques. » (*Note du Trad.*)

ces invasions eut lieu dans les troisièmes ou quatrièmes jours de la nouvelle ou pleine lune; car plus les périodes étoient près, plus les attaques étoient fréquentes. Le docteur Jackson appuie ces observations par d'autres, et d'après la manière dont il les faisoit, il n'y avoit guère lieu à tomber dans l'erreur. Le docteur Lind explique la fréquence des fièvres dans la nouvelle ou pleine lune par le degré plus haut des marées à ces périodes. Toutefois, le premier croit qu'on ne peut pas admettre cette opinion, puisque l'influence de la lune sur les fièvres, s'observe autant dans l'intérieur d'une contrée que sur ses côtes. Touchant ce sujet, au reste une expérience future et très-étendue en décidera (1).

Nous savons d'après les lois de la gravitation, que dans la nouvelle et dans la pleine lune tous les corps terrestres changent de pesanteur. Quel effet cela peut avoir sur le corps humain; c'est ce que nous ne pouvons déterminer, et c'est ce que probablement nous ne détermi-

---

(1) Le lecteur peut consulter, pour plus ample information à ce sujet, l'ouvrage dont j'ai extrait tout ce que je dis ici, *Traité des Fièvres de la Jamaïque* du docteur Jackson; il peut encore consulter la Thèse du docteur Lind, et le docteur Balfour sur les fièvres putrides.

nerons jamais. Lorsque nous parlons d'une structure si compliquée, si sensible dans plusieurs parties, et que nous devons avouer que nous connoissons si peu, c'est vainement qu'on dit que la différence n'est pas assez considérable pour produire un effet quelconque. Il est à remarquer que c'est dans ces parties du monde où la différence de pesanteur dont nous venons de parler est la plus considérable, nommément sous les tropiques, qu'on a observé que les changemens de la lune influoient sur la présence des fièvres. Le docteur Lind fait mention d'un fait curieux; c'est que plusieurs matelots, et d'autres personnes, furent attaqués de fièvres pendant une éclipse de lune, c'est-à-dire, précisément pendant la pleine lune.

C'est une opinion commune que l'eau salée, mêlée avec l'eau douce des marais, produit une exhalaison plus fatale que l'eau douce toute seule. John Pringle considère ce fait comme indubitable. Cette opinion a gagné en fondement, parce qu'on a trouvé qu'une petite quantité de sel accélère la fermentation : l'auteur dont nous venons de parler, qui a fait des expériences pour déterminer ce point de pratique, observe que rien ne semble plus extraordinaire que de trouver que l'eau salée hâte la putréfaction, mais le fait est ainsi : une drachme de sel préserve pendant environ trente heures deux drachmes de bœuf frais dans deux onces d'eau à une température égale à celle du corps humain; ou ce qui revient au même, cette quantité de sel le conserve frais vingt heures de plus que l'eau pure; mais une demi-once de sel ne le préserve que deux heures environ de plus que l'eau pure. Maintenant j'ai depuis trouvé, ajoute-t-il, que vingt-cinq grains n'ont que peu ou point de vertu anti-sceptique, et que dix grains hâtent et augmentent la putréfaction (1).

D'autres toutefois assurent que quel que soit le pouvoir sceptique d'une petite quantité de sel, on n'a pas trouvé que le mélange de l'eau salée avec l'eau des marais, augmentât leur tendance à produire des fièvres intermittentes; et le docteur Jackson remarque qu'autant qu'il l'a observé, les épidémies endémiques étoient moins fréquentes et moins formidables sur les bords des rivières, après que leurs eaux étoient mêlées avec celles de la mer, qu'avant que cela arrivât, à moins que les circonstances ne fussent sous d'autres rapports plus favorables à la production de la maladie.

---

(1) Appendix aux observations de John Pringle.

Il affirme de plus que quoique la mer et l'eau des rivières soient entièrement mêlées en différentes proportions *in Savanna la mar* dans la Jamaïque et dans les nombreuses îles de la côte des Carolines, cependant ces lieux sont presque toujours plus malsains lorsque les lacs et les rivières ne sont pas mêlés.

Quant à la manière dont agissent les miasmes des marais pour produire les fièvres intermittentes, nous ne pouvons rien dire avec certitude. On n'est pas même certain de ce que c'est que le miasme des marais. Nous savons que c'est un effluve mêlée peut-être avec les miasmes terrestres; voilà tout ce que nous en savons. Est-ce le gaz qui se dégage par les progrès de la putréfaction ?

La fièvre intermittente semble en général provenir de l'exposition réitérée aux miasmes des marais. Dans la plupart des cas, nous ne pouvons pas observer que le malade soit particulièrement exposé à leur action dans le temps où la fièvre le saisit. Quelquefois leurs effets sont plus soudains. Dans le mois d'août de 1765 le thermomètre monta jusqu'à 82 degrés au milieu du jour; les soldats de marine qui étoient exercés de très-grand matin sur les bords de la mer, souffrirent beaucoup des effets des eaux stagnantes d'un marais voisin;

six à la fois étoient souvent attaqués de maladie lorsqu'ils étoient sous les armes.

J'ai déjà eu occasion d'observer que les miasmes des marais sont généralement regardés comme la seule cause productrice des fièvres intermittentes et rémittentes (1). Cependant la contagion paroît avoir droit à être aussi regardée comme ayant cet effet; car on peut mettre en doute si les fièvres intermittentes proviennent même d'autres causes. Trnka, dans son traité intitulé *Historia Febrium intermittentium*, cite nombre d'auteurs dans l'intention de prouver qu'elles sont quelquefois contagieuses (2); quant aux rémit-

---

(1) Les fièvres intermittentes peuvent être dues à plusieurs autres causes de nature absolument différente, suivant des circonstances dépendantes des dispositions individuelles, du régime, de la saison, et des localités. Un tempérament sanguin ou la suppression d'une hémorrhagie habituelle, et le printemps, détermineront une intermittente inflammatoire; survient-il des circonstances propres aux fièvres qu'on a appelées *bilieuses*, il y aura des intermittentes avec affection du système biliaire. *Voyez* à ce sujet l'excellente Thèse du docteur Fiseau, intitulée : *Recherches et Observations pour servir à l'Histoire des Fièvres intermittentes*. (*Note du Trad*)

(2) L'auteur, dans un passage sur la contagion que nous ne traduisons pas ici, parce qu'il appartient aux fièvres continues, a défini la contagion, « Un principe

tentes, elles le sont fréquemment, et en général elles le sont d'autant plus qu'elles prennent la forme continue.

» morbifique qui, transporté d'un individu à un autre » individu, a la faculté de communiquer au dernier la » maladie du premier ; » la maladie contagieuse est par conséquent celle dans laquelle se trouve un principe de cette nature. Partant de cette définition, que cependant nous n'adoptons pas, examinons si en effet les fièvres intermittentes sont contagieuses. Ne pouvant connoître l'existence de la contagion que par ses effets, et sachant pourtant qu'une maladie ne peut être contagieuse sans qu'il n'y ait présence de la contagion, et qu'alors il est de sa nature de se communiquer soit par contact immédiat, soit par contact médiat; trois conditions seront indispensables pour prouver son existence : 1°. que la maladie ne puisse être attribuée à des causes connues; 2°. qu'elle ne naisse pas spontanément; 3°. qu'elle se communique en tout temps et en tous lieux. Si on reconnoît des causes manifestes pour la maladie, il est parfaitement inutile d'admettre un principe qui nous est inconnu, et dont rien ne nous prouve l'existence. Si la maladie naît spontanément, un principe contagieux n'est pas nécessaire à son existence. Si enfin la maladie ne peut naître que sous des circonstances déterminées, pourquoi ne pas accuser ces circonstances que nous voyons, sans aller chercher une contagion que nous ne voyons pas? Si ces trois conditions sont admises, et nous ne pensons pas qu'elles puissent être contestées, on verra beaucoup diminuer le nombre des

CHAPITRE V.

Du traitement de la fièvre intermittente.

On peut diviser le traitement de la fièvre intermittente et rémittente en deux parties :

---

maladies contagieuses, que la peur, la croyance aveugle à des bruits populaires, et plus encore l'amour-propre des auteurs a rendu beaucoup plus considérable qu'il ne l'est en effet. Mais ici nous ne devons examiner que les fièvres intermittentes. Toutes les fois que le soleil, desséchant les marais, laisse la fange exhaler des miasmes putrides dont l'odorat est très-péniblement affecté, dont l'air est tellement surchargé, que la respiration en devient pénible, on est sûr de voir naître des fièvres intermittentes, et de tous les individus qui seront soumis à une telle influence, peu échapperont à la maladie. Le premier qui en sera infecté ne la communiquera pas à d'autres, qui, pour résister plus long-temps, n'en reconnoîtront pas moins les causes atmosphériques. Les fièvres intermittentes naissent presque toujours, comme nous venons de le dire, aux bords des marais, et attaquent une foule d'individus en même temps; mais quelquefois aussi on les voit naître dans les montagnes, dans les pays extrêmement sains; et sans qu'on puisse aucunement soupçonner un principe contagieux: l'individu n'est jamais sorti de son pays, et jamais dans son pays on n'avoit vu de fièvre intermittente, d'ailleurs elle y est essentiellement sporadique; enfin les

celle du paroxysme et celle de la rémission ou apyrexie. On ne doit regarder celui de la première que comme palliatif; c'est sur le traitement employé pendant l'apyrexie ou rémission, que nous comptons pour la cure.

Section première.

Du traitement pendant le paroxysme.

Nous avons constamment en vue, dans le traitement du paroxysme, de mettre fin au

---

individus saisis de la fièvre intermittente, hors de l'influence des marais, non-seulement ne communiquent pas la maladie dont ils sont atteints, mais même en général ils en sont eux-mêmes bientôt guéris. Il est vrai que les défenseurs de la contagion admettent que telle maladie non contagieuse sous telles circonstances données, peut l'être sous telles autres; ou que la contagion, nulle à tel degré, devient active à tel autre. Mais de bonne foi, dans le premier cas, pourquoi admettre une contagion, quand nous savons que l'air vicié suffit pour engendrer la maladie; et dans le second, qu'entend-on par une maladie à tel ou tel degré? Veut-on dire qu'un individu isolé peut, quand la fièvre intermittente est portée au plus haut période, communiquer cette fièvre? Qu'on m'en cite un seul fait bien constaté. Veut-on dire, au contraire, qu'une foule d'individus réunis, atteints de la fièvre intermittente, peuvent la communiquer à des individus sains? C'est

période présent, et de solliciter celui qui a coutume de lui succéder, jusqu'à ce qu'il se déclare une sueur générale. C'est pourquoi il y a deux indications dans le paroxysme d'une intermittente; 1°. de tâcher pendant le période du froid d'amener celui du chaud, et 2°. pendant que le malade endure le période du chaud, de favoriser la sueur. Toutefois on ne doit pas perdre de vue que quoique notre but, pendant le période du froid, soit d'amener la chaleur, nous ne devons pas employer indistinctement tous les moyens qui tendent vers cet effet; car plusieurs sont si dangereux, que leurs mauvais effets l'emportent de beaucoup sur l'avantage, quel qu'il soit, que l'on peut en

une autre question. Il est certain que s'ils sont renfermés et resserrés, ils empoisonnent leur atmosphère, et sont pris d'une maladie à laquelle ils auront donné naissance, et que celui qui les visitera ou les approchera, prendra une maladie; mais cette maladie pourra être intermittente, rémittente ou continue, et ne sera pas autre que celle qu'il auroit prise s'il avoit été visiter des individus sains placés dans les mêmes circonstances. L'air pourra être infecté plutôt par les premiers que par les derniers; mais recevant de tous les deux des principes délétères identiques, il fournira une preuve de plus que les fièvres intermittentes ne sont jamais contagieuses. (*Note du Trad.*)

retirer en abrégeant la durée de l'accès. Cette remarque s'applique aussi au période du chaud. Tous les moyens que nous employons à ce période, tendent à faciliter la sueur; mais tout ce qui a cette propriété n'est pas également convenable.

1°. *Des moyens à employer pendant l'accès du froid.*

Les sensations du malade désignent généralement la plus grande partie du traitement nécessaire dans l'accès du froid. On doit le tenir couché et chaudement. Quelques médecins ont recommandé les bains chauds. Dans les climats chauds il est avantageux et agréable pour le malade de s'étendre au soleil.

L'emploi modéré de la chaleur délayant mais ne stimulant pas les fluides, on peut la mettre en usage. Les stimulans augmentent les symptômes de l'accès du chaud; c'est pourquoi on doit employer avec précaution les aromatiques, les liqueurs distillées, les vins, et on doit les proscrire entièrement lorsqu'il y a une tendance quelconque à la diathèse inflammatoire. Plusieurs médecins n'accordent aucune espèce de boisson dans l'accès du froid, excepté pour favoriser le vomissement, car beaucoup de fluide dans l'estomac et les intestins, augmente en général l'oppression (1).

On est dans l'habitude d'aciduler la boisson du malade dans toutes les espèces de fièvres. On emploie dans cette intention la crême de tartre, et les acides végétaux, ou les acides vitriolique (sulfurique) et muriatique (hydrochlorique); on les emploie particulièrement lorsque l'estomac et les intestins sont chargés de bile; toutefois ces médicamens et autres qu'on a appelés réfrigérans, ne sont pas convenables dans le période du froid.

Le moyen le plus assuré d'amener l'accès du chaud, est l'action d'un émétique. Si la maladie étoit grave on devroit le donner aussitôt après la formation de l'accès du froid, si on ne l'a donné auparavant, car nous verrons que par ce moyen, on prévient quelquefois l'accès du froid (2). L'antimoine tartarisé est ici le meilleur émétique, et nous devrions l'administrer à assez larges doses. Les doses propres

(1) *Voyez* les Observations du docteur Cleghorn et d'autres.

(2) Quant à l'usage de l'émétique dans l'accès du froid, le lecteur peut consulter plusieurs des auteurs que j'ai cités; qu'il voie de plus un Mémoire dans le

à procurer des nausées sont mieux indiquées dans le période du chaud. Lorsqu'il arrive des vomissemens spontanés de bile ou d'une autre matière irritante, les seuls délayans sont nécessaires.

Il n'est pas convenable de purger dans le période du froid, et on doit rejeter entièrement la saignée. On peut employer les vésicatoires si le coma ou le délire existent; on peut les appliquer sur la nuque, ou, si les symptômes étoient graves, on peut raser la tête et les appliquer dessus (1).

---

vol. IV, *Of the Edimburgh medical Essays and Observations, by doctor Thompson.* (Des Essais et Observations médicales d'Édimbourg, par le docteur Thompson.)

(1) Il y a un Mémoire curieux de M. Kellie, dans le vol. XIX des *Commentaires de Médecine* du docteur Duncan, touchant l'application des tourniquets sur les membres, dans la vue de prévenir ou d'éloigner l'accès du froid des fièvres intermittentes. D'après les observations qu'il avoit faites, il tira les conclusions suivantes: 1°. qu'à un temps quelconque de l'accès du froid d'une intermittente, si les tourniquets sont tellement appliqués qu'ils obstruent la circulation dans deux des extrémités; trois minutes après on verra arriver le période du chaud; 2°. que si les tourniquets sont appliqués avant le commencement du paroxysme, on préviendra entièrement le période du froid; 3°. que lorsque l'accès

Tel est le petit nombre de règles à suivre dans le traitement de l'accès du froid d'une fièvre intermittente; la pratique est un peu plus compliquée dans le période du chaud.

2°. *Des moyens à employer pendant l'accès du chaud.*

J'ai déjà eu occasion d'observer que les moyens indiqués pour le traitement du période du chaud des fièvres intermittentes, sont de faciliter les sueurs. On le fait:

1°. En écartant toute cause d'irritation;

2°. En délayant;

3°. Par l'emploi des sudorifiques;

---

du froid d'une fièvre intermittente est ainsi abrégé ou prévenu, le période du chaud suivant en est rendu et plus modéré et plus court. Les observations de M. Kellie sont dignes de notre attention; toutefois elles sont trop restreintes pour assurer pleinement soit le succès, soit la bonté de sa proposition. On m'a rapporté que ses expériences ont été répétées sans succès à l'hôpital d'Edimbourg. M. Kellie a depuis publié un ouvrage sur l'emploi des tourniquets dans les différentes maladies (*).

(*) On a tenté cette méthode l'année dernière à l'Hôpital de la Charité, sur un malade qui avoit une fièvre quarte, qui duroit depuis long-temps; on appliqua les tourniquets une fois seulement, et sans aucun autre résultat que des douleurs si vives, que le malade ne voulut pas consentir à une seconde application; pour s'y soustraire, il demanda instamment sa sortie qui lui fut accordée. (*Note du Trad.*)

4°. En modérant l'excitement lorsqu'il est accompagné des symptômes de la *synoque ;*

6°. En soutenant les forces lorsque la débilité prédomine.

1°. Toute cause d'irritation tend à prolonger l'accès du chaud. On vient d'observer que les cathartiques ne sont pas convenables dans l'accès du froid ; ils sont nécessaires dans celui du chaud, à moins que les selles ne viennent naturellement ; mais il n'est pas convenable de beaucoup évacuer, parce qu'on s'opposeroit à la tendance à la sueur.

Parmi les cathartiques on a depuis peu, et spécialement les praticiens des climats chauds, beaucoup recommandé le calomel dans les fièvres de toute espèce ; lorsque les premières voies sont chargées de bile il devroit toujours au moins faire partie des cathartiques (1).

Nous verrons bientôt qu'on emploie de petites doses d'antimoine tartarisé, pour une autre intention, dans le période du chaud des fièvres intermittentes. Elles excitent souvent assez bien les intestins. L'administration des émétiques dans cette maladie, rend quelque-

(1) Doctor Lysons, *Treatise on the use of camphor and calomel in Fevers.* (Lysons, Traité de l'usage du camphre et du calomel dans les Fièvres.)

fois fatigante celle des autres médicamens. Mais comme les émétiques ne conviennent pas aussi bien au second qu'au premier période des fièvres intermittentes, la fatigue vient de l'opération de l'émétique qui est donné lorsque l'accès du froid dure encore. Lorsqu'il en est ainsi, nous devons avoir recours aux lavemens si les intestins sont foibles. On ne doit pas cependant compter sur eux, parce que leur action est principalement restreinte aux gros intestins; on devroit donner un cathartique, aussitôt qu'on le peut, pour dégager l'estomac.

Nous indiquerons les différentes causes d'irritation lorsque nous parlerons de la fièvre *continue*, car c'est plus particulièrement dans cette fièvre que ces causes font sentir leurs effets. En tant qu'elles opèrent dans le paroxysme d'une fièvre intermittente, les observations que nous ferons alors lui seront applicables.

2°. Pendant l'accès du chaud on ne devroit pas refuser au malade l'usage des boissons délayantes; à la vérité, plusieurs médecins ne lui permettent de boire que lorsque le période de la sueur a commencé, mais il peut être nuisible de rester dans un état de soif, et à moins que la quantité des boissons données soit très-grande, on n'a pas trouvé qu'elles augmentassent l'oppression dans l'accès du chaud; elles tendent au contraire à augmenter la sueur.

Dans le période du froid et pendant que celui du chaud se forme, toute la boisson du malade doit être tiède; lorsque l'accès du chaud est entièrement formé, la boisson froide est plus agréable et généralement plus avantageuse. Lorsque la moiteur se manifeste sur la peau, la boisson doit être de nouveau tiède.

Nous ne devons pas perdre de vue dans le traitement de toutes les fièvres, que la méthode évacuante et délayante est débilitante; on doit donc l'employer avec prudence, à moins que l'excitement ne soit considérable. Nous devons aussi nous rappeler en voulant évacuer la bile de l'estomac et des intestins, que les purgatifs, et encore plus les vomitifs, tendent à exprimer les conduits biliaires, et semblent souvent exciter le foie à une plus copieuse sécrétion. Nous pourrions donc exposer la vie du malade, si nous persistions à vouloir délivrer entièrement son estomac et ses intestins d'une matière qui, par suite des moyens que nous employons, y est versée en plus grande quantité.

Dans l'accès du froid comme dans celui du

chaud, lorsqu'il survient naturellement un vomissement et une évacuation par bas de bile, les délayans sont seuls nécessaires; et si ces mouvemens persistent, on doit les soulager par les antispasmodiques, qui, comme nous allons le voir, sont d'ailleurs utiles à ce période, lorsqu'on peut supposer que la plus grande partie de la bile est évacuée.

3°. J'ai déjà eu occasion d'observer que le vomissement ne convient pas aussi bien au second qu'au premier période. Les médicamens nauséabonds, particulièrement l'antimoine, sont plus utiles dans l'accès du chaud, spécialement lorsqu'on les combine avec l'opium, et que leur opération se porte vers la peau par une chaleur modérée.

Comme notre intention est ici de favoriser la transpiration, on préfère généralement à l'antimoine tartarisé, la poudre de James, qu'on suppose convenir davantage pour exciter la peau que les autres préparations d'antimoine (1). On se sert dans la même vue de la

(1) La préparation de la poudre de James fut pendant long-temps un secret, et procura beaucoup de réputation et de gain à son inventeur. On sait aujourd'hui que c'est une préparation d'antimoine, peut-être supérieure sous quelques rapports à l'antimoine tartarisé. Encore naguère, on a supposé que la poudre de James

poudre composée d'ipécacuanha ; mais elle semble inférieure à l'autre. On a trouvé que l'opium seul, lorsque rien n'en contr'indique l'emploi, est un puissant moyen d'abréger l'accès du chaud (1). Il semble agir principalement en élevant la transpiration.

On a employé l'affusion froide dans la fièvre intermittente; et d'après ce qui est dit dans la trente-unième et pages suivantes du Traité du docteur Currie (2), il est probable qu'on

---

étoit de la chaux nitrée d'antimoine. Les expériences du docteur Pearson, qu'on a généralement regardées comme mettant la nature de ces poudres hors de doute, ont prouvé qu'elles n'étoient que la poudre antimoniale de la pharmacopée de Londres. *Voyez* doctor Pearson *Paper in Trans. philos.* (le Mémoire du docteur Pearson dans les Transactions philosophiques pour l'année 1791.) Le docteur Higgius disoit dans ses leçons que la poudre de James se prépare avec un mélange d'antimoine cru pulvérisé, et des os pulvérisés, calcinés dans un fourneau à réverbère.

On dit que le docteur James donnoit ordinairement sa poudre en même temps que du calomel, auquel plusieurs médecins ont attribué le succès du médicament employé par son inventeur.

(1) *Voyez* les observations de plusieurs des auteurs que j'ai cités, particulièrement le docteur Lind, sur l'emploi de l'opium dans la fièvre intermittente.

(2) Doctor Currie, *medical Reports.* Rapports mé-

verra qu'elle est un remède très-utile dans l'accès du chaud. On doit l'employer principalement lorsque l'excitement est considérable, sans humidité à la peau. Toutefois on manque jusqu'ici d'observations sur les effets de l'affusion froide dans les fièvres intermittentes. Le docteur Currie s'en servoit encore avec succès comme un moyen de prévenir le retour du paroxysme, lorsque en l'absence de la fièvre, les forces étoient capables de la supporter.

4°. Partout où la diathèse inflammatoire est considérable, non-seulement la durée du paroxysme, mais celle de la fièvre sera prolongée; et comme la diathèse inflammatoire est la cause la plus fréquente de la tenacité des intermittentes, on peut regarder les moyens de la soulager comme la partie la plus importante du traitement pendant le paroxysme: en effet, lorsque ces moyens ne sont pas indiqués et que les symptômes sont modérés, il n'y a presque rien à faire à ce période que ce que l'état des malades indique; car bien que les moyens ci-dessus mentionnés tendent toujours à abréger l'accès du chaud, c'est

---

dicaux du docteur Currie, sur les effets de l'eau froide et chaude, comme remède dans la fièvre et dans d'autres maladies.

principalement lorsqu'ils agissent contre la diathèse inflammatoire, qu'on doit les regarder comme essentiels à la cure de la maladie (1).

Les moyens de combattre cette diathèse sont différens suivant ses degrés. On recommande dans cette intention diverses préparations salines, et souvent elles suffisent lorsque les symptômes inflammatoires ne sont pas urgens. Quels que soient les autres moyens que nous employons, on les ajoute toujours à ces dernières avec avantage. Les boissons salines nitrées, et l'eau d'acétate d'ammoniaque, sont les meilleures.

Les acides végétaux appartiennent à la même classe de médicamens. Les acides minéraux possèdent peu d'action réfrigérante. Mais lorsque l'excitement est considérable, nous devons avoir recours à des remèdes plus puissans. J'ai déjà eu occasion de parler des diaphorétiques; les diaphorétiques antimoniaux sont toujours plus convenables lorsque l'excitement est décidément au-dessus du degré de santé. J'ai déjà eu occasion de faire quelques

---

(1) Cette observation sera suffisamment éclaircie lorsque nous parlerons de l'emploi du quinquina dans les fièvres intermittentes.

observations sur les cathartiques dont l'emploi modéré est alors doublement indiqué.

Aucun remède ne diminue l'excitement aussi efficacement que la saignée. On ne doit pas la ranger parmi les moyens curatifs dans le traitement de la fièvre intermittente; mais on doit la regarder comme le remède sur lequel nous comptons principalement pour arrêter une certaine diathèse qui tend à prolonger la maladie : il faut s'arrêter à cette observation, puisque quelques médecins ont assuré qu'on peut entreprendre la cure des intermittentes par la seule saignée; ce qui a conduit à des modes de pratique mal entendus.

A la vérité, les fièvres intermittentes vernales bénignes, qui sont généralement plus ou moins d'une nature inflammatoire, cèdent quelquefois à ce remède; mais la seule conséquence à en tirer, c'est que ces fièvres étant très-bénignes, elles ne demandent aucun remède après que leur tendance inflammatoire est passée (1). La saignée est si loin d'être le remède sur lequel nous comptons pour la cure

(1) Je me sers des termes de *diathèse inflammatoire* et d'*excitement augmenté* comme presque synonymes; car quoiqu'il existe souvent une tendance à l'inflammation sans augmentation d'excitement, cependant ce

des fièvres intermittentes, qu'il semble vrai de dire que, excepté les cas où il y a une inflammation actuelle, ou cet état qui y dispose, elle est toujours nuisible dans ces fièvres. Sydenham même, qui recommande la saignée avec une si grande facilité, observe que chez les jeunes gens, une quarte qui se seroit terminée en six mois, se prolonge par l'effet de la saignée jusqu'à douze mois; et que chez les vieillards, non-seulement la maladie est prolongée, mais la vie mise en danger par son usage inconsidéré.

Il est impossible de poser aucune règle qui soit généralement applicable à la saignée dans les différentes espèces d'intermittentes. Un grand doute enveloppe ce sujet quand on veut la mettre en usage. Nous devons considérer quels sont les symptômes qui rendent la saignée necessaire, à quel période de la maladie

---

n'est que lorsque cette tendance est accompagnée d'excitement que nous pouvons déterminer sa présence avec certitude. Toutefois il y a lieu de soupçonner sa présence dans tous les cas où une intermittente devient opiniâtre, si l'épidémie est d'une nature inflammatoire, et que la saison et l'état du temps soient tels qu'ils disposent aux affections inflammatoires; dans ces cas, quoiqu'il y ait peu d'augmentation d'excitement, une saignée modérée est généralement suivie de bons effets.

il est à propos de l'employer, quelles sont les suites qu'on a à en redouter, et dans quelles circonstances ces suites viennent le plus ordinairement. Je vais dire quelque chose sur chacun de ces chefs.

La saignée est nécessaire toutes les fois que le visage est animé, qu'il existe un mal de tête considérable, un délire opiniâtre, ou la dyspnée, avec un pouls plein et fort. Nous devons y avoir recours lorsque avec cet état du pouls, quoique non accompagné des symptômes précédens, la fièvre prend davantage la forme continue (1).

Il est difficile de désigner quel est le degré d'excitement qui, indépendamment des affections locales ou de la fièvre qui devient de plus en plus continue, autorise l'emploi de la saignée. On doit ne pas perdre de vue que, pour deux raisons, un degré moindre d'excitement autorise la saignée plutôt dans la fièvre intermittente que dans la continue; il importe

---

(1) La saignée locale est préférable à la générale, lorsque le délire ou la difficulté de respirer est pressante, comme cela arrive quelquefois, qu'il y a en même temps un pouls petit, et que les forces du malade ont été beaucoup diminuées, soit par la durée de la maladie, soit par des évacuations antérieures.

bien plus d'emporter l'excitement augmenté dans la cure de la première; et de plus, nous avons alors moins à craindre les effets débilitans de la saignée.

On ne doit jamais l'employer lorsqu'il n'y a pas augmentation d'excitement, et, à plus forte raison, lorsque le pouls est petit, fréquent et intermittent.

Quant au période de la maladie auquel nous devrions employer la saignée, comme la durée de toute maladie tend à affoiblir, les symptômes qui indiquent ce remède se présentent rarement après que la maladie a duré pendant un temps considérable. A moins donc qu'une nouvelle maladie demandant la saignée, ne survienne, il est rarement à propos de l'employer dans les cas de maladies prolongées. Dès leur début, au contraire, elle est souvent nécessaire, particulièrement dans le printemps ou dans d'autres temps, lorsqu'une épidémie a une tendance inflammatoire (1).

---

(1) *Voyez* une lettre du docteur Curtin au docteur Duncan, dans le vol. IX, *Of the medical Commentaries* (Des Commentaires de médecine); et de plus les observations de la plupart des auteurs qui traitent des fièvres des climats chauds.

Les anciens regardoient comme dangereux de pratiquer la saignée dans l'accès du chaud des fièvres intermittentes. Toutefois, l'expérience postérieure a contredit cette maxime. On doit s'en abstenir pendant les périodes du froid et de la sueur, et à l'époque où on attend le paroxysme.

Si nous réfléchissons en effet sur le but de la saignée dans la fièvre intermittente, bien loin de suivre les anciens, nous trouverons des motifs pour ne l'employer que dans l'accès du chaud. J'ai déjà observé qu'on ne doit pas la regarder comme un des moyens de guérison radicale. Il y a eu une opinion favorite en médecine, et plusieurs l'ont encore ; c'est de faire dépendre les fièvres d'une matière nuisible existant dans les fluides et qu'on peut évacuer par la saignée. Toutefois, nous avons entièrement raison de penser que l'effet de la saignée dans toutes les espèces de fièvre simple, c'est-à-dire, de fièvre qui n'est produite à aucun degré par une affection locale quelconque et qui n'a pas causé cette affection ; que cet effet, dis-je, est purement de diminuer l'excitement, lequel, quoique non assez violent pour menacer d'un danger imminent, s'il est beaucoup augmenté, amène toujours un degré de foiblesse correspondante, et qui tend à prolonger les intermittentes, même lorsqu'il n'est que peu élevé au-dessus de l'état de santé.

L'excitement n'est jamais considérable pendant la rémission ou apyrexie, et la saignée ne préviendroit pas alors l'augmentation d'excitement, pour le paroxysme suivant, avec la même certitude qu'elle l'adouciroit pendant le paroxysme lui-même. D'ailleurs, plus l'excitement est augmenté, mieux le malade supporte la perte du sang (1).

Voilà pourquoi le temps le plus propice pour la saignée dans la fièvre intermittente, est l'accès du chaud des premiers paroxysmes.

Les suites certaines des saignées répétées, spécialement lorsqu'on ne les emploie pas avec discernement, sont la débilité, qui quelquefois est si subite que des malades meurent presque immédiatement après la section de la veine. Ceci arrive rarement, mais l'action vitale en est assez débilitée pour rendre la fièvre plus

---

(1) Le docteur Lind fut fâché d'avoir saigné un malade pendant l'apyrexie, l'événement fut malheureux; et il avoue qu'un médecin expérimenté pensa que probablement il en eût été autrement, si on avoit tiré du sang pendant le paroxysme.

opiniâtre et plus dangereuse; ou même pour ruiner la constitution, et amener l'hydropisie ou d'autres maladies de foiblesse (1).

Une des suites de la saignée qu'on ne doit pas perdre de vue dans les maladies de longue durée, c'est la pléthore. Il est bien connu que la quantité de sang secrétée par le système est généralement proportionnée à celle qui lui est nécessaire, et conséquemment que la saignée habituelle manque rarement de produire la pléthore habituelle.

---

(1) Il paroît qu'on ne redoute pas assez les suites des saignées répétées. M. Wilson ne connoissoit pas les théories nouvelles qui conduisent à user largement de ce moyen, car il auroit parlé plus longuement des effets déplorables de ce remède. J'ai vu plusieurs fois, dans les hôpitaux dont j'ai suivi la visite, des malades réduits par la saignée à un degré extrême de foiblesse; la maladie persistant, on l'attribuoit toujours à l'inflammation d'un ou de plusieurs organes; pour y remédier on faisoit tirer du sang de nouveau; qu'arrivoit-il? que le malade étoit plus foible et souffroit moins, parce qu'on avoit diminué son excitabilité et sa sensibilité d'autant de sang qu'on lui avoit soustrait. Enhardi par ce succès léger mais trompeur, on revenoit à la saignée, et le malade mouroit épuisé, *exsanguem reddebant animam*. Pourquoi ne rien confier à la nature dans les cas qui ne sont pas assez graves pour commander les ressources de l'art? (*Note du Trad.*)

Il y a peu de remèdes dont les bons et les mauvais effets semblent plus fréquemment se balancer les uns les autres; car il survient des cas dans lesquels les médecins les plus expérimentés et les plus pénétrans peuvent difficilement déterminer si on doit l'employer ou non. La règle générale est que la saignée est dangereuse toutes les fois que la débilité existe ou qu'on l'attend avec certitude, quoique cependant nous devions l'employer quelquefois dans ces deux circonstances. Toutefois dans les fièvres idiopathiques, qui ne sont accompagnées d'aucune affection locale, c'est seulement avec la dernière de ces deux difficultés que nous avons à lutter. Car partout où la débilité existe actuellement dans ces fièvres, nous trouverons que la saignée est décidément hors de propos.

Dans les climats brûlans les fièvres parcourent leur cours rapidement, si bien qu'à un pouls plein et fort, et aux autres symptômes de la synoche, succèdent en deux ou trois jours les symptômes d'une extrême débilité (1).

---

(1) Le docteur Lind, dans ses Mémoires sur les fièvres, traduction de Fouquet, ancien professeur de clinique de la Faculté de Montpellier, dit:

« Plusieurs matelots de *la Guirlande* et des autres » vaisseaux infectés, avoient été saignés avant d'entrer

Nous savons que cette débilité est en grande partie la suite de l'excitement qui a eu lieu ; cependant les seuls moyens que nous ayons de

---

» à l'hôpital; opération qui se trouve toujours dange-
» reuse, plus ou moins, en raison de la malignité de
» l'épidémie. Les fièvres qui sont notablement malignes
» contr'indiquent la saignée, et quoique cette évacua-
» tion ne soit pas aussi dangereuse; qu'au contraire
» même elle soit nécessaire dans ces cas de légère in-
» fection, où le malade se plaint de quelque douleur
» fixe, avec un pouls plein et dur; il est néanmoins à
» remarquer qu'après la saignée on a moins à espérer
» des bons effets du vomitif. »

Fouquet a développé cette manière de raisonner en ces termes, note 13, page 144 de sa traduction :

« Le docteur Lind, dit-il, confirme ailleurs cette vé-
» rité sur le danger de la saignée dans les fièvres dont
» il est ici question. Il dit que dans les maladies les plus
» funestés de la Guinée (qui sont ordinairement des
» fièvres rémittentes putrides de la plus mauvaise espèce)
» la saignée n'a jamais lieu. Les meilleurs remèdes sont
» les vomitifs et les vésicatoires appliqués de bonne
» heure, l'usage du tartre-émétique à petites doses dans
» le temps même de la fièvre, et le quinquina dès la
» première rémission. Dans des cas plus dangereux on
» doit donner le quinquina dans du vin, et à la dose
» d'une once et demie pour les dix ou douze premières
» heures qui suivent. La pratique de Sydenham étoit
» locale, et non-seulement bornée à l'Angleterre, mais
» encore à la partie de ce royaume la plus salubre:
» il est probable que si cet habile homme eût exercé la

la soulager efficacement sont les plus débilitans de tous les médicamens (1).

» médecine dans les pays dont le terrain est bas et humide, comme aux environs de Scheerness, il n'auroit » pas trouvé que la saignée fût aussi généralement utile » dans les fièvres ; et s'il avoit en même temps connu » les fièvres automnales qui règnent dans plusieurs » contrées de l'Europe, et la grande mortalité qu'elles » causent dans les pays chauds, il n'auroit pas non plus » avancé qu'une fièvre d'environ douze ou quatorze » jours étoit la fièvre la plus constante, et celle à laquelle les préceptes des anciens devoient être principalement appliqués. Le climat de Gambroon en Perse » est très-malsain, peu d'Européens y échappent à des » attaques de fièvres intermittentes putrides qui y règnent depuis le mois de mai jusqu'en septembre, et » qui souvent laissent des obstructions au foie. M. Parke, » qui a fait la médecine dans ce pays, n'y avoit perdu » qu'un seul Anglais dans l'espace de deux ans. Après » avoir fait vomir le malade, il faisoit prendre toutes » les heures un mélange de deux gros de quinquina, » avec douze grains de sel d'absynthe, et douze grains » de racine de serpentaire de Virginie. Sept ou huit » doses de ce remède préviennent, pour l'ordinaire, le » retour de l'accès ; et si on les réitère sept ou huit jours » encore après, on est à l'abri des rechutes. Cette pratique est, comme on voit, celle des médecins de » toutes les nations et de tous les climats. »

Voilà deux autorités respectables qui font remarquer les suites dangereuses de la saignée. (*Note du Trad.*)

(1) M. Clark, après avoir rapporté la terminaison

Dans toutes les contrées, si l'épidémie tend à la débilité, nous devons prendre des précautions pour employer la saignée, quel que soit le degré d'excitement au commencement, en particulier, si le malade est ou a été depuis peu soumis à l'action d'autres causes débilitantes ; on doit en user avec discrétion dans les hôpitaux dans lesquels les malades sont souvent exposés à une atmosphère nuisible, et dans lesquels leurs forces ont été fréquemment réduites par un régime sévère. Par de semblables raisons on doit la craindre plus dans les villes grandes et populeuses que dans la campagne; et dans l'été et l'automne, que dans l'hiver et le printemps : les fièvres, dans les deux premières saisons, tendent davantage à la débilité. Burserius dit : *œtate et autumno sanguinis missio in intermittentibus minus convenit.*

On doit se souvenir que dans tous les cas la saignée est plus ou moins pernicieuse, suivant

---

fatale de trois cas, dans lesquels on employa la saignée pour modérer la violence de l'excitement au début de la rémittente des climats très-chauds, observe que depuis il a reconnu qu'il étoit nécessaire de négliger la saignée dans ces climats, soit sur mer, soit sur terre, excepté dans les inflammations.

la constitution et les habitudes des malades. Ceux qui y sont accoutumés la supportent mieux que les autres, et la requièrent davantage. On peut dire la même chose des individus d'une robuste constitution et dans la vigueur de l'âge.

Une saignée ordinaire pour un adulte est de dix ou douze onces, mais ceci doit varier suivant les circonstances.

Il paroît donc d'après ce que nous venons de dire :

I. Que les symptômes qui indiquent la saignée dans les fièvres intermittentes sont ceux d'excitement augmenté, et ceux qui marquent une disposition à l'inflammation locale; spécialement si ces symptômes paroissent lorsque la fièvre montre une tendance à prendre davantage la forme continue.

II. Que le période le plus convenable pour ce remède est l'accès du chaud, spécialement durant les premiers paroxysmes de la maladie.

III. Que les conséquences qu'on en a le plus à craindre sont la débilité et ses suites.

IV. Que d'après tout cela, elle est le plus à redouter lorsque le corps est en même temps exposé à d'autres causes débilitantes.

5°. Toutes les fois qu'il y a beaucoup de débilité, spécialement lorsque paroissent ces symptômes qui marquent un grand degré de foiblesse dans les fonctions naturelles, le paroxysme est prolongé, et le malade exposé à tomber dans le typhus. J'ai déjà observé que ces symptômes existent rarement à un degré considérable, à moins que la maladie ne tienne plus ou moins de la nature de cette fièvre. Le traitement est alors le même que dans le typhus, dont nous aurons bientôt occasion de traiter longuement.

Tout ce que nous avons à faire dans le période de la sueur, c'est d'éviter tout ce qui pourroit l'arrêter, et si les forces ont été beaucoup réduites, de les soutenir par de légers cordiaux.

SECTION II.

Du traitement de la fièvre intermittente pendant l'apyrexie.

J'ai déjà eu occasion d'observer que le traitement pendant l'apyrexie est le plus important, et celui que, strictement parlant, on peut seul regarder comme curatif.

Les indications sont de rétablir les forces du malade, et de prévenir le retour du paroxysme.

1°. *Du régime et de l'exercice pendant la rémission ou l'apyrexie.*

Lorsque la diathèse inflammatoire domine, le régime doit tendre à la combattre. Il doit consister dans le lait et les végétaux farineux; on doit éviter les liqueurs fermentées, à moins que les forces ne soient fort épuisées.

Lorsque la débilité prédomine, le régime doit être aussi fort que l'estomac peut le supporter facilement. Comme il arrive souvent dans les états de débilité, que la nourriture trop animale occasionne passagèrement la fièvre, on doit éviter de donner du bœuf, du mouton : lorsque les forces de l'estomac ne sont pas très-affoiblies, on trouvera que le veau, l'agneau et les jeunes poulets sont aussi nourrissans et moins irritans. Le principal est de choisir l'espèce de nourriture qui fournit le plus de nutrition avec le moins d'irritation. La même règle s'applique aux liquides; lorsque les forces sont très-réduites, la boisson du malade ne doit jamais consister en de l'eau pure, et dans aucun cas on ne doit lui donner un mélange contenant des spiritueux distillés, à l'exception des liqueurs fermentées qui n'ont pas été distillées. Le vin, particulièrement le vin d'Opporto convenablement délayé, est ce qu'il y a de mieux; on en règle facilement la quantité d'après la constitution et les habitudes du malade, et d'après les effets qu'il produit. On trouve généralement que le cidre et le *porter* sont les meilleures des liqueurs fermentées de ce pays-ci. Le malade doit manger souvent et lentement, et prendre garde de surcharger l'estomac en mangeant trop à la fois.

Tant que les facultés digestives ne sont que peu affoiblies, voilà les seules règles qui soient nécessaires quant au régime pendant l'apyrexie; mais il n'est pas rare de trouver un degré considérable de dyspepsie, et alors cela exige une attention plus particulière.

Les alimens acescens et huileux, mêlés avec une grande quantité de liquides, composent le régime de la plus difficile digestion : c'est pourquoi le contraire est ce qui convient le mieux aux dyspeptiques. Je viens d'observer que la chair des animaux vieux irrite davantage pour le travail de la digestion que celle des jeunes; cela ne signifie pas toutefois que la dernière soit de plus facile digestion. On a trouvé justement le contraire; la chair des animaux vieux est en général la plus facile à digérer (1). On peut presque dire la même chose de la nourriture tirée du règne animal, comparée avec celle qui se compose de végétaux. On trouve que la première est constamment plus irritante, plus portée à amener la fièvre; et la dernière, de plus difficile digestion.

C'est pourquoi nous devons observer la tendance à la fièvre ou à la dyspepsie, et régler le régime d'après ces observations.

Lorsque nous avons en vue de prévenir les symptômes de la dyspepsie, la meilleure nourriture est un régime composé d'une assez grande quantité de viande et de pain rassis. On doit éviter toute espèce de potages, de sucs, et de végétaux frais, ainsi que toutes les compositions où entre le beurre ou toute autre substance huileuse. On peut en dire autant de toutes les substances animales fortes, des viandes salées et fumées, du fromage, etc.; plus la nourriture animale est dure, plus elle est de difficile digestion; il n'en est pas de même des substances végétales. Il y a peu de chose d'aussi facile digestion que le biscuit de mer dur, pourvu qu'il soit convenablement mâ-

---

(1) Il y a une exception pour le bœuf, qui est de plus difficile digestion que le veau.

ché. Les parties coriaces, pleines de filamens et membraneuses des végétaux, sont les plus difficiles à digérer; après celles-ci on peut ranger les semences froides qu'on mange crues, les melons, les concombres, etc. Tout ce qui fournit une chair tenace par la mastication est de difficile digestion.

Le vin convenablement délayé, particulièrement le vin d'Opporto, si on prévient sa tendance à constiper, est encore la meilleure boisson. Plusieurs médecins ont recommandé les spiritueux distillés mêlés avec l'eau comme moins acescens; mais chacun de ces moyens semble produire un stimulus dangereux sur les organes digestifs. On peut en dire autant de la recommandation de prendre la boisson très-chaude, le bien passager qu'elle fait à la digestion est plus que compensé par la tendance que cette boisson a à débiliter. La boisson froide agit comme un tonique sur les organes digestifs; mais je connois plusieurs dyspeptiques qui ne peuvent en prendre au-dessous d'une certaine température sans qu'elle ne leur soit nuisible; et j'ai vu un accès de dyspepsie amené pour avoir bu à la glace.

Plus l'estomac est affoibli, plus le précepte de manger peu et souvent est nécessaire. Quelque bien choisie que soit la nourriture, on doit en restreindre la quantité pour le dyspeptique ; cette précaution est très-nécessaire, parce que dans la dyspepsie l'appétit est souvent morbidement augmenté.

L'exercice soit de l'esprit, soit du corps, demande encore à ce période une attention particulière.

On peut ranger sous trois chefs les différentes espèces d'exercices du corps : celui dans lequel le corps se meut lui-même, comme en marchant ; celui dans lequel il est mu par d'autres puissances, comme dans les divers modes de gestation ; et celui dans lequel la circulation est favorisée sans mouvoir le corps, par friction, par exemple, ou par simple pression.

La fièvre intermittente peut amener un tel degré de foiblesse, que les frictions peuvent être la seule espèce d'exercice que le malade puisse endurer sans fatigue. Toutefois ceci arrive rarement lorsque les intermissions sont considérables ; mais lorsque les forces ont été beaucoup réduites, quoiqu'un peu d'exercice plus fort puisse être soutenu, les frictions sont toujours utiles. C'est le principal exercice des hauts rangs de quelques nations asiatiques ; et lorsqu'ils s'adonnèrent au luxe, les Grecs et les Romains l'employèrent aussi.

Comme le manque total d'exercice n'est pas moins pernicieux que l'exercice qui occasionne la fatigue, on a trouvé que les différentes espèces de gestations, même après que le malade avoit recouvré un degré considérable de force, étoient souvent préférables aux exercices où le corps se meut par ses propres efforts.

La plus douce espèce de gestation est la navigation, qui est souvent avantageuse dans tous les cas de débilité, et particulièrement dans la foiblesse de l'estomac et des intestins (1).

Après la navigation le meilleur exercice en usage est le mouvement de la voiture; mais presque toujours dans des pays comme dans le nôtre le malade doit être ou enfermé dans une voiture fermée, ou courir le risque de prendre froid. On se sert, comme remplaçant les voitures, mais comme leur étant inférieures, d'escarpolettes et de chaises à ressort. Aucun de ces modes d'exercice n'égale celui à cheval, lorsque le malade est assez fort pour n'en être pas fatigué trop tôt. Il convient

(1) *Voyez* doctor Gilchrist, *Treatise on the use of sea Voyages in medicine* (Traité de l'usage médical des Voyages sur mer, par Gilchrist).

particulièrement dans les cas où la dyspepsie prédomine (1).

On doit se souvenir toutefois que tout exercice pénible, et particulièrement celui à cheval trop tôt après les repas, trouble la digestion.

Lorsque le malade peut supporter la promenade pendant une heure ou deux sans se fatiguer, c'est le meilleur exercice, c'est celui que demande la nature. Il est accompagné d'un effort uniforme et général des muscles ; et d'après la structure valvuleuse des veines, il convient mieux que tout autre pour accélérer la circulation. Il est généralement avantageux de combiner les différentes espèces d'exercice.

Lorsque le corps est débilité, l'esprit languit souvent et est insouciant. Cet état de l'esprit est plus ou moins contrarié par un degré convenable d'exercice du corps ; mais les occu-

(1) De tous les exercices, celui à cheval a été justement trouvé le meilleur, observe le docteur Whytt. (*Voyez* son *Traité sur les Maladies nerveuses.*) Sydenham loue avec exagération ce mode d'exercice, et le recommande particulièrement dans les affections hypocondriaques et hystériques. « Aller à cheval, observe-» t-il, est préférable à se promener, parce que le pre-» mier secoue davantage le corps et le fatigue moins. »

pations de l'esprit lui-même, sont le meilleur moyen de curation.

Les principes qui règlent l'exercice du corps sont aussi applicables à celui de l'esprit. Le principal est de faire de l'exercice sans se fatiguer. Toute étude qui fatigue est nuisible, et un esprit sans aucune espèce d'occupation ne l'est pas moins. Lorsque la débilité est considérable, l'esprit ne devroit être occupé que par amusement; et même les amusemens qui intéressent beaucoup les sentimens ou occasionnent des efforts d'esprit, peuvent être dangereux. D'un autre côté, lorsque le malade a recouvré un degré considérable de force, une attention modérée même aux affaires est avantageuse. Quelque variées que soient nos occupations, si elles ne tendent qu'à notre jouissance présente, elles deviennent bientôt insipides. L'esprit doit avoir quelque chose en vue : l'espoir d'améliorer sa condition, suffit pour arrêter l'attention pendant assez long-temps. Il n'y a rien de plus avantageux que la conversation avec des amis, qui présentent constamment au malade sous le plus beau côté les projets qu'il a formés. La partie du jour à laquelle on exerce le corps ou l'esprit est encore une matière de quelque importance. Vers le soir, toute espèce d'effort devient ennuyeux, et par conséquent nuisible chez les malades débilités : il survient alors un degré de fièvre, qui est probablement la conséquence des irritations inévitables de la journee. On doit calmer ce degré de fièvre par le repos seulement; c'est pourquoi il importe beaucoup aux malades de se coucher de bonne heure.

L'exposition à l'air de la nuit paroît souvent être plus pernicieuse que nous ne pouvons facilement l'expliquer.

Quoiqu'il soit important pour les malades affoiblis de se coucher de bonne heure, il n'y a rien de plus nuisible pour eux que de rester trop long-temps au lit. Lorsque le degré de force que requiert l'état présent du système est rétabli par le sommeil, tout le temps qu'on reste de plus au lit ne tend qu'à relâcher; en se levant le matin une ou deux heures plus tôt, on acquiert souvent un degré de vigueur qu'aucune autre chose ne peut procurer. Je connois des individus dont les pieds deviennent constamment froids et humides, s'ils restent le matin dans leur lit plus qu'à l'ordinaire; quant à ceux qui ne sont pas beaucoup affoiblis, et dont le sommeil est assez bon, leur meilleure règle est de se lever le matin aussitôt qu'ils s'éveillent. Cela paroîtra d'abord peut-être trop tôt, parce que les tempéramens débilités requièrent plus de sommeil que ceux qui sont en santé; mais en se levant de bonne heure cela prolongera graduellement le sommeil pour le nuit suivante , jusqu'à ce que la quantité dont le malade jouira soit en harmonie avec celle qui lui est nécessaire. Rester au lit est non-seulement nuisible par le relâchement que cela occasionne, mais encore parce que le temps du jour auquel l'exercice est le plus salutaire est perdu.

Dans toutes les circonstances touchant le régime et l'exercice, on doit constamment faire beaucoup d'attention à l'âge, aux tempéramens et aux habitudes des malades.

Chez les vieillards, le repos est plus nécessaire, et toute espèce d'exercice moins bienfaisant, et plus sujet à être nuisible.

Les vieillards sont moins sujets que les jeunes gens à la diathèse qui dispose à l'inflammation. La débilité est chez eux ce qu'il y a de plus à craindre et de plus difficile à éloigner; c'est pourquoi nous aurons rarement occasion de recommander un régime sévère pour les vieillards.

On ne peut toutefois donner aucune règle générale. Nous rencontrons quelquefois chez des vieillards la diathèse inflammatoire, qui doit être traitée de la manière dont nous venons de l'indiquer, mais avec d'autant plus de précaution que le malade est plus vieux.

Chez le vieillard et chez le jeune homme la diathèse inflammatoire est la plus fréquente, au premier période d'une maladie. La répétition du paroxysme tend à la surmonter et à produire la débilité. C'est pourquoi la diète convient rarement dans les maladies prolongées.

Lorsque les rémissions ne sont qu'imparfaites, le malade n'a que peu ou point d'envie de manger ou de faire de l'exercice, et rien ne seroit plus nuisible que de le forcer sur ces deux articles. On doit favoriser le penchant au sommeil pendant l'intermission, surtout si elle est de courte durée. D'un autre côté, lorsqu'il a envie de manger ou de se promener, nous ne devons pas lui recommander de garder le lit ou de s'abstenir de nourriture. Ses propres sentimens sont ce qui déterminent le mieux s'il y a nécessité de dormir ou de manger. On doit avoir égard aux envies de quelques nourritures particulières, à moins qu'elles ne conviennent pas; ces envies, si elles n'étoient pas satisfaites, causeroient du mal par l'irritation qu'elles occasionneroient.

Pour régler le régime pendant l'intermission on doit faire quelque attention à la saison de l'année. Dans le printemps, j'ai déjà eu occasion de l'observer, la tendance à l'inflammation règne plus fréquemment que dans l'automne; dans cette dernière saison, surtout à son commencement, nous craignons la débilité; les fièvres sont alors très-portées à devenir malignes. Plus la saison est chaude et humide, plus on doit craindre cette tendance. La tendance à l'inflammation règne le plus, lorsque le temps est froid et variable.

Nous devons encore avoir égard à la nature de l'épidémie régnante. Lorsqu'elle est accompagnée de symptômes inflammatoires, nous devons user avec ménagement de nourriture animale et de liqueurs fermentées; lorsqu'elle est accompagnée de symptômes de débilité, tout ce qui affoiblit doit être exclu, et on doit conseiller un régime aussi libéral que l'état du malade le permet.

2°. *Des médicamens employés pendant la rémission ou l'apyrexie.*

On peut les diviser en deux classes : ceux qu'on donne pendant toute la durée de l'apyrexie, ou seulement pendant une grande partie, et ceux qu'on n'emploie que vers le temps où on attend le paroxysme. De tous les médicamens recommandés dans les fièvres intermittentes, aucun n'a été aussi généralement employé que le quinquina (1); c'est sur lui en effet que le plus grand nombre des médecins comptent entièrement dans ces fièvres.

Une guérison digne de remarque, obtenue par ce médicament, chez la comtesse de Cinchon, épouse du vice-roi d'Espagne, en l'année 1640, porta d'abord l'attention des Européens sur ce remède. On dit que les Indiens n'en ignoroient pas les vertus dès l'an 1500. En 1649, un jésuite en apporta une quantité considérable en Italie; les pères de cet ordre le distribuèrent à un prix élevé dans une grande partie de l'Europe; c'est de là que lui est venu le nom d'*écorce de jésuite*. Vers la même époque, le cardinal de Lugo en apporta une quantité pour l'usage des pauvres de Rome. Le docteur Cullen (2) observe que, « dès son apparition, on trouva qu'il guéris- » soit très-aisément les fièvres intermittentes; » mais soit qu'un médicament, d'une efficacité

---

(1) Il est parlé de ce médicament, par les auteurs, sous une grande variété de noms, *chincona*, *china-china*, *chinchina*, *kinakina*, *kinkina*, *quina quina*, *quinquina*, *pulvis commitissæ*, *gentiana indica*, *antiquartium Peruvianum*, *jesuiticus pulvis*, poudre du cardinal de Lugo, etc. (*cardinal de Lugo's powder.*)

(2) *Voyez* la *Matière médicale* de Cullen.

» plus apparente, fût apporté en même temps, » en Europe, soit qu'une timide pratique le » donnât à petites doses, il perdit de son » crédit; et ce ne fut que trente ans après que » Robert Talbot le remit en faveur. »

Le quinquina est un amer astringent, avec quelque degré d'odeur aromatique. On ne peut toutefois attribuer ses vertus à aucune de ces qualités, puisqu'on n'a trouvé aucune combinaison d'astringens, d'amers et d'aromatiques qui fût aussi efficace.

Beaucoup de préjugés prévalurent à ce sujet, long-temps après son introduction en Europe, et empêchèrent qu'il ne fût généralement employé. Les plus anciens de ces préjugés ne méritent pas même qu'on en fasse mention : c'est que ceux qui faisoient usage de ce médicament mouroient dans un an, ou, suivant d'autres, dans sept ans; qu'il étoit particulièrement nuisible aux gens gras, etc. Les préjugés les plus raisonnables contre lui, tiroient leur origine principalement de la nature des fièvres dans lesquelles on le recommandoit (1).

---

(1) Le docteur Millar (*Account of the Diseases most prevalent in Britain*, Relation des Maladies les plus communes en Angleterre) déclare que son opinion, contraire à celle qu'il avoit eue auparavant, est que la

Quoique le plus grand nombre des praticiens emploient aujourd'hui le quinquina dans les fièvres intermittentes, du moins lorsqu'elles se prolongent au-delà d'un petit nom-

---

fièvre et non le quinquina cause les obstructions et les hydropisies, qui surviennent fréquemment après les fièvres intermittentes; et que le quinquina est le meilleur moyen de prévenir ces affections. Le docteur Jackson (*Account of the Diseases of Jamaica*, Relation des Maladies de la Jamaïque) fait la remarque que c'est là où le quinquina fut le plus parcimonieusement employé, qu'il rencontra toujours le plus communément la dysenterie, l'hydropisie et les obstructions des viscères. Le docteur Lind observe que, « lorsque la fièvre » intermittente fut arrêtée au premier ou au second » accès par le quinquina immédiatement après, tant » dans mon propre cas, dit-il, que dans ceux de deux » cents de mes malades, jamais ni la jaunisse, ni les » hydropisies ne s'en suivirent. Au lieu que lorsqu'on » n'avoit pu administrer le quinquina à cause des rémis- » sions imparfaites de la fièvre, ou lorsque le malade » avoit négligé de le prendre, l'hydropisie et la jaunisse, » ou un mal de tête opiniâtre, en furent les conséquences » certaines; le degré de leur violence étoit proportionné » au nombre des accès précédens ou à la continuation » de la fièvre. »

A la vérité, plusieurs médecins rangent le quinquina parmi les meilleurs moyens de guérir ces affections lorsqu'elles sont les suites des fièvres intermittentes. Le docteur Brocklesby (*On the Diseases of the army*; Des Maladies de l'armée) le recommande dans les cas

bre de paroxysmes, il y a quelque différence d'opinion touchant le période de la maladie auquel on devroit le donner, touchant la préparation des malades, etc.

Nous déterminons quand et comment on doit donner le quinquina d'après les circonstances suivantes :

1°. D'après le période de la maladie;

2°. La nature des symptômes, et particulièrement la présence de la diathèse inflammatoire ou de la débilité;

3°. Le climat et la saison de l'année;

---

d'obstruction des viscères, après l'usage des cathartiques et des émétiques doux et répétés. Le docteur Strack (*De Febribus intermittentibus*) remarque qu'il a trouvé que le quinquina est un médicament plus puissant que tout autre pour guérir les indurations de la rate; et qu'il a observé qu'il réussissoit bien dans les hydropisies qui survenoient après les fièvres intermittentes.

C'est une opinion qui a prévalu dans plusieurs endroits, que les fièvres intermittentes guéries par le quinquina revenoient plus fréquemment que celles qui quittoient le malade après avoir eu leur cours en entier. On regarde aujourd'hui cette opinion comme un préjugé sans fondement. (Torti, *Therapeuticæ specialis.*) En un mot, au milieu de tous les préjugés entretenus contre le quinquina, partout où on l'a essayé de bonne foi dans les fièvres intermittentes, il a prouvé sa vertu et son plein succès.

4°. L'âge et le tempérament du malade ;
5°. D'après la nature de l'épidémie.

Il y a eu quelque discussion touchant le temps de l'apyrexie (1) le mieux approprié pour donner le quinquina. Plusieurs médecins le donnent immédiatement après le paroxysme, et par intervalles, jusqu'au retour de la fièvre ; d'autres le donnent peu d'heures seulement avant le paroxysme. On peut décider la question en faisant attention à la durée de l'apyrexie, à la quantité de quinquina requise, et à la quantité que l'estomac peut en supporter en une dose (2).

---

(1) Lorsque le type intermittent reste distinctement marqué, on admet généralement que pendant les accès de froid et de chaud l'administration du quinquina est nuisible. Le docteur Fordyce essaya le quinquina pendant l'accès du chaud, et il trouva que non-seulement il augmentoit la longueur du paroxysme, mais encore qu'il rendoit la crise moins parfaite. Le docteur Cleghorn remarque aussi que les malades mouroient lorsqu'on leur donnoit le quinquina pendant le paroxysme, mais qu'ils recouvroient la santé souvent après qu'on avoit désespéré d'eux, si l'on profitoit des rémissions pour administrer ce médicament.

(2) Pendant que les préjugés contre le quinquina l'emportoient, on le donnoit généralement de la première de ces manières, et cela dans tous les cas. Les doses en étoient petites, et les intervalles auxquels on les

Lorsque l'apyrexie est courte et la quantité de quinquina requise considérable, il faut le donner immédiatement après le paroxysme, et le continuer jusqu'au retour du prochain, à des intervalles longs ou plus courts, suivant que le cas est plus urgent, et que l'estomac est capable de le supporter. D'un autre côté, lorsque l'apyrexie est longue, et surtout lorsqu'une grande quantité de quinquina n'est pas nécessaire, on doit en retarder l'administration jusqu'à six ou sept heures avant le temps où l'on attend le paroxysme. Car une quantité considérable, donnée à ce période, réussit plus sûrement que la même quantité donnée à petites doses, pendant une longue apyrexie.

---

donnoit, longs. Sydenham ne vouloit pas qu'on donnât le quinquina à grandes doses, et il tâchoit généralement de mettre de longs intervalles dans son administration. Il recommandoit de mêler une once de quinquina avec le syrop de roses, et d'en donner matin et soir au malade, de la grosseur d'une muscade, les jours de l'intermission, jusqu'à ce que toute la quantité fût administrée. On répétoit la même quantité en quatorze jours, au bout desquels on le donnoit une troisième fois de la même manière. Telle fut la manière de l'ordonner: nous ne devons pas être surpris qu'on ne le trouvât pas très-avantageux.

Il paroît probable, d'après plusieurs observations, que dans la guérison des intermittentes ce médicament agit principalement, par ses effets, sur l'estomac et les intestins; et que par conséquent nos efforts doivent tendre à en tenir une grande quantité dans les premières voies, pour le moment où l'on attend le paroxysme (1). Plusieurs médecins ont cherché à déterminer la quantité de quinquina qui pourroit guérir avec certitude une intermittente; cela dépend de diverses circonstances, que nous noterons à mesure que nous avancerons. On peut remarquer en attendant, que les tierces demandent plus de quinquina que les quotidiennes, et les quartes plus que les tierces.

Lorsque le pouls est fort et plein, et encore plus lorsqu'il est dur, lorsque la face est animée et la chaleur considérable, surtout lorsque ces symptômes sont accompagnés de douleurs, de rhumatismes, ou de pleurésie, ou

(1) Le docteur Millar observe qu'il n'a pas pu trouver un cas de fièvre rémittente, dans plusieurs années d'une pratique étendue, où le malade soit mort pour avoir pris deux onces de quinquina. Et le docteur Reid fait la même observation dans son *Account of the Diseases of the Wetts Indies* (Relation des Maladies de l'Amérique).

de difficulté de respirer, même quoique l'apyrexie soit complète et longue, on ne doit pas administrer le quinquina, jusqu'à ce qu'on prévienne le retour de ces symptômes par les moyens déjà indiqués pour le traitement du paroxysme (1).

---

(1) Ceci est rendu bien clair et bien évident par la Relation du docteur John Pringle sur les fièvres intermittentes qui régnoient parmi les troupes anglaises sur le continent, et qui étoient de nature inflammatoire. Il trouva qu'il étoit généralement nécessaire de commencer par ouvrir la veine, et de répéter la saignée suivant l'urgence des symptômes. La plus grande partie des rémittentes qui furent confiées à ses soins, soit dans le printemps ou vers la fin de l'automne, étoient accompagnées de douleurs pleurétiques ou rhumatismales ; et l'emploi du quinquina les changea souvent en fièvres continues inflammatoires. Je dois observer, pour confirmer ce que j'ai dit du période de ces fièvres, propre à la saignée, qu'il la recommande particulièrement dans l'accès du chaud ; il donnoit généralement un cathartique immédiatement après la saignée. Il y a peu d'auteurs qui traitent des intermittentes qui n'aient eu occasion de faire des observations semblables à celles de John Pringle. Le docteur Donald Monro, en particulier, fait presque la même relation des rémittentes qui dominoient parmi les soldats sur le continent. Lorsque le quinquina avoit manqué son effet après plusieurs essais, le docteur Rush observe qu'une ou deux saignées modérées assuroient généralement son

C'est principalement au commencement de la maladie que domine la diathèse inflammatoire; et lorsque celle-ci est diminuée, les fièvres intermittentes bénignes, et surtout

---

succès ; dans ces cas, ajoute-t-il, le pouls est plein et un peu dur, et le sang gluant. Le quinquina est toujours sans succès, remarque-t-il avec raison, lorsque la saignée est nécessaire ; et il dit avoir trouvé des cas où plusieurs livres de ce médicament avoient été données sans effet, tandis qu'ils avoient cédé aisément après qu'on avoit tiré dix ou douze onces de sang. Le docteur Rush pense que des vésicatoires aident souvent le but de la saignée dans ces cas, mais on ne doit pas trop compter là-dessus. Que nous devrions suivre un mode de traitement différent lorsque notre pratique, dans les fièvres intermittentes n'est pas embarrassée par la présence de la diathèse inflammatoire, c'est ce qui paroîtra en comparant ce que disent ces auteurs avec ce que dit le docteur Jackson des fièvres qui régnèrent parmi les troupes dans l'Amérique. Dans l'automne, lorsqu'il existoit des signes de malignité et de danger, il profitoit généralement de la première intermission pour administrer le quinquina, sans avoir donné préalablement des vomitifs ou des purgatifs, même lorsque les premières voies étoient chargées. Il en donnoit deux drachmes en une dose, et les répétoit chaque deux heures pendant l'apyrexie. Il observe que deux onces, prises dans l'espace de huit ou dix heures, étoient souvent plus efficaces qu'une quantité double prise à petites doses et à de longs intervalles.

les vernales, se guérissent souvent spontanément (1). La durée de la maladie tend à empêcher cette diathèse ; ainsi nous trouvons constamment, comme on l'a déjà observé, que

(1) Le docteur Cleghorn donnoit rarement le quinquina dans les fièvres tierces, avant le cinquième jour. D'après le paroxysme qui avoit lieu ce jour-là, il jugeoit si le quinquina étoit nécessaire ou non, et en quelle quantité il falloit le donner. Si ce paroxysme, nommément le troisième, n'étoit pas plus long, ni suivi de plus mauvais symptômes que le second, si le malade conservoit ses forces, et si un sédiment briqueté se montroit dans les urines, il abandonnoit souvent la cure à la nature. Comme d'après ce paroxysme il jugeoit du traitement ultérieur de la maladie, il avoit soin de le faire précéder des médicamens qui tendoient à la modérer, et de préparer le corps à recevoir immédiatement le quinquina, dans le cas où les symptômes du troisième paroxysme prouveroient qu'il étoit nécessaire. C'est pourquoi, pendant les trois ou quatre premiers jours, il ordonnoit des évacuations. Il étoit dans l'usage de faire tirer un peu de sang au début de la maladie, si l'état du malade le permettoit; et il ne manquoit jamais de purger les premières voies de toute matière irritante qu'elles pouvoient contenir à ce période; par ces seuls moyens la maladie se guérissoit quelquefois. Mais si le troisième paroxysme étoit le plus long et le plus intense qui eût eu lieu, s'il étoit accompagné de quelques symptômes dangereux, si les malades avoient des vertiges, devenoient foibles et languissans, il avoit sans délai

quelque bien caractérisée que soit cette diathèse au commencement d'une fièvre intermittente, elle disparoît toujours à mesure que la fièvre fait des progrès. C'est d'après cela que des praticiens ont trouvé que beaucoup de fièvres intermittentes cèdent à l'emploi du quinquina avec plus de facilité, après qu'elles ont eu plusieurs paroxysmes qu'à leur commencement (1).

D'après cette circonstance plusieurs médecins ont été conduits à donner comme une

---

recours au quinquina ; aussitôt que le période de la sueur avoit cessé, il en ordonnoit deux scrupules ou un drachme, à prendre chaque deux ou trois heures, ou chaque heure et demie, de sorte qu'on devoit en avoir pris cinq ou six drachmes avant le lendemain à midi. Il remarque qu'il est nécessaire de donner une quantité considérable de quinquina à ce période; car après lui les accès sont souvent redoublés, au point que nous n'avons pas un moment heureux et convenable pour donner ce médicament. On doit toutefois ne pas oublier que le docteur Cleghorn pratiquoit dans le climat tempéré de Minorque. En général nous trouverons qu'on ne doit pas prolonger l'administration du quinquina aussi long-temps qu'il le recommande, particulièrement dans les fièvres intermittentes.

(1) Lorsque le malade étoit fort vigoureux, observe le docteur Brocklesby, il permettoit que la fièvre durât quelque temps avant de donner le quinquina. Il re-

règle générale, qu'on ne doit pas administrer le quinquina au commencement des fièvres intermittentes; et ils ont trouvé cette règle d'autant plus utile, qu'il est souvent nécessaire de purger les premières voies avant son administration. Telles paroissent être les sources du préjugé contre l'administration du quinquina au commencement des intermittentes; car c'est certainement un préjugé lorsqu'on en fait une règle générale. Mais si on restreint ce préjugé aux cas où la diathèse inflammatoire domine, c'est le résultat de l'expérience universelle.

---

marque qu'en le donnant trop tôt aux tempéramens athlétiques, il produisoit une grande douleur de tête, la couleur jaune des yeux, et quelquefois la fièvre continue. Hillary observe encore qu'il a fréquemment vu que l'usage précoce du quinquina rendoit la fièvre continue, et de mauvaise nature. *Voyez* Brocklesby, *On the Diseases of the army* (Sur les Maladies de l'armée); et Hillary, *Account of the Diseases of Barbadoes* (Relation des Maladies des Barbades).

Lorsque la tendance aux symptômes inflammatoires nous empêche de donner beaucoup de quinquina, le docteur Brocklesby recommande de le donner à petites doses avec la myrrhe, la serpentaire, ou quelque autre médicament semblable, jusqu'à ce que la diathèse inflammatoire soit assez éloignée pour le permettre à plus grandes doses.

Il sembleroit toutefois que nous ne devons pas dans des cas pareils, comme le docteur Brocklesby et d'autres le recommandent, différer l'emploi du quinquina jusqu'à ce que la durée de la maladie ait surmonté cette diathèse, mais jusqu'à ce que cette dernière soit diminuée par l'usage approprié des moyens que nous avons indiqués plus haut. Rien dans la nature des intermittentes, excepté lorsqu'elles sont accompagnées de la diathèse inflammatoire, rien, dis-je, n'empêche l'emploi du quinquina après le premier paroxysme.

Lorsque le pouls est foible et précipité, et les forces de beaucoup réduites, l'administration précoce du quinquina est indispensable (1).

---

(1) Le docteur Brocklesby observe que, lorsque le malade étoit foible et irritable, il donnoit immédiatement le quinquina, et qu'il n'attendoit même pas alors l'administration préalable des émétiques et des cathartiques, quel que fût l'état des intestins. Cette partie des observations du docteur Brocklesby est rendue claire et évidente par celles du docteur Clark, sur les maladies des voyages de long cours dans les climats chauds; lesquelles indiquent, d'une manière frappante, combien il est convenable d'avoir recours immédiatement au quinquina partout où il y a beaucoup de débilité, et particulièrement si les symptômes propres au typhus

Lorsque la diathèse inflammatoire existe, le quinquina devient d'autant plus nuisible que la fièvre a une plus grande tendance à devenir continue. En effet, l'usage du quinquina la rend souvent telle dans ces circonstances (1).

---

viennent à paroître. « Si les rémissions sont distinctes, » observe-t-il, le quinquina aura un effet plus prompt; » mais quand bien même la maladie (qui étoit toujours » accompagnée des symptômes de débilité) seroit con- » tinue, en employant le quinquina on empêche la » maladie de devenir dangereuse et maligne. » Lorsque le malade étoit trop foible pour recevoir le quinquina en poudre, il avoit recours à la décoction; et lorsqu'elle ne pouvoit pas être supportée seule, il y mêloit une forte dose d'opium; car la vie du malade sembloit dépendre de l'administration de ce médicament. Dans certains cas, il trouvoit très-avantageux de donner du quinquina au vin, qui est non-seulement utile en soutenant les forces, mais en rendant le quinquina plus efficace; car, dans les états de débilitation du système, il faut de bien plus grandes doses de quinquina pour empêcher le retour de la fièvre.

(1) M. Wilson, et on peut ajouter aucun praticien instruit, ne recommande donc pas le quinquina lorsque la diathèse inflammatoire domine. Pour s'assurer du moment où il convient de l'administrer, Voullonne donne une méthode qu'on peut appeler d'*essai* dans les cas douteux. « Nous donnons, dit-il, le fébrifuge (ordinaire- » ment en décotion) à petites doses, telles pourtant

Le contraire de cette observation est vrai des cas dans lesquels la débilité l'emporte. Dans ces cas, pourvu que les rémissions soient encore distinctement marquées, plus la tendance de la fièvre à devenir continue est grande, plus est grande la quantité requise de quinquina; et lorsque la débilité est très-grande et les rémissions de courte durée, on peut le donner pendant tout le paroxysme (1). Le malade prendra

---

» qu'elles suffisent pour affoiblir au moins les accès. Si » au bout de deux ou trois jours il n'opère aucune » espèce de changement, nous l'abandonnons. S'il opère » un changement en bien, pour léger qu'il soit, nous » continuons l'usage du remède; si ce changement se » soutient, nous augmentons la dose; et en suivant tou- » jours la même loi, la stabilité du bon effet produit, » devient le motif d'appuyer sur le secours; comme » nous sommes clairement avertis de le supprimer » quand la maladie revient sur ses pas. Qu'on ne s'ima- » gine pas que cet essai soit long à faire : quand on étu- » die la maladie de près, très-peu de jours suffisent pour » apprécier solidement le rapport du fébrifuge à la » fièvre. » *Voyez* le *Mémoire* de Voullonne, page 102. (*Note du Trad.*)

(1) On doit donner le quinquina, dit Raymond, pendant le paroxysme avec beaucoup d'acide, particulièrement avec l'acide sulfurique, lorsque le malade a la face hyppocratique, lorsqu'il est sujet à la syncope ou au coma, lorsque son pouls est intermittent, et sa res-

d'autant plus de quinquina, que la tendance de la fièvre à reprendre la forme intermittente sera manifeste.

Ces observations ont été fréquemment négligées, et il est survenu une grande confusion de ce que les écrivains ont voulu donner comme généralement applicables au traitement des fièvres intermittentes, les maximes de pratique qu'ils avoient trouvées se liant aux cas particuliers qui faisoient le sujet de leur propre observation.

On a donné plus d'attention qu'il n'en semble nécessaire à l'état de l'estomac et des intestins pour l'administration du quinquina. C'est une opinion très-générale que tant que l'estomac et les intestins sont chargés, quel que soit l'état des symptômes, on ne doit pas donner le quinquina. Le docteur Méad (1) observe que les intermittentes ne sont pas sûrement guéries par le quinquina, à moins que les

piration stertoreuse ; et alors, ajoute-t-il, il est le meilleur de tous les remèdes, et souvent il arrache le malade des bras même de la mort. *Voyez* Raymond, *Paper on the intermittente of Mitthlinburgh* (Mémoire sur les Fièvres intermittentes de Mittlenbourgh) ; dans le *Sylloge Opusculorum* de Baldinger.

(1) *Monita et Præcepta medica.*

premières voies n'aient été débarrassées, et le plus grand nombre des écrivains ont fait à ce sujet des observations semblables.

Lorsque les symptômes ne sont pas urgens, et surtout lorsque la diathèse inflammatoire domine, s'il y a lieu de soupçonner la présence de matières irritantes dans l'estomac et les intestins, il est à propos de différer l'emploi du quinquina jusques après l'action d'un émétique et d'un cathartique.

Mais dans les cas urgens, et lorsqu'il n'y a pas de diathèse inflammatoire, nous avons raison de penser qu'on ne doit pas retarder l'administration du quinquina, quel que soit l'état de l'estomac et des intestins ; car il paroît d'après plusieurs observations, que le vomissement et les selles ne doivent pas nous porter à différer l'administration du quinquina, lorsque l'état de la fièvre le demande fortement. « Je puis remarquer, dit le docteur » Jackson, que quoique le quinquina fût sou- » vent rejeté par le vomissement, et dans » quelques cas fût presque au même instant » rendu par les selles; cependant le cours de » la fièvre en étoit tout aussi arrêté par lui, » que lorsque ces accidens n'avoient pas » lieu. »

Dans les cas très-graves, observe le docteur

Donald Monro (1), où il étoit nécessaire de donner le quinquina avant qu'on eût pu donner les émétiques et les cathartiques, je l'ai souvent donné en même temps que le cathartique, et j'ai trouvé qu'entretenir les selles n'empêchoit pas le quinquina de guérir la fièvre intermittente. Il paroît, d'après ces observations, et autres semblables, que ce qu'ont remarqué le docteur Millar (2), et d'autres, savoir : que le quinquina n'est d'aucune utilité quand une diarrhée a lieu, n'est pas fondé, ou du moins n'est pas admissible dans son entière étendue.

Nous devons encore conclure d'après ces mêmes observations, que la pratique en usage, de donner de grandes doses d'opium, et d'autres médicamens, pour diminuer les vomissemens et les selles spontanées, afin d'administrer plus tôt le quinquina dans les cas urgens, est souvent hors de propos; puisque la continuation des vomissemens et des selles n'em-

(1) Doctor Monro, *Account of the Diseases of the army* (Relation des Maladies de l'armée, par le docteur Monro).

(2) Doctor Millar, *On the Diseases most prevalent in Great Britain.* (*Voyez* Millar, sur les Maladies les plus communes dans la Grande-Bretagne).

pêche pas ses salutaires effets, si on peut le faire rester dans l'estomac, seulement pendant un court espace de temps, et en répéter constamment la dose. En ne l'administrant pas on rassemble une source féconde d'irritation qui ne manque jamais d'augmenter la fièvre.

Dans des cas moins urgens, où l'administration immédiate du quinquina n'est pas nécessaire, s'il survient des vomissemens et des selles spontanément, le traitement convenable est de traiter ces évacuations par des délayans jusqu'à ce que les premières voies soient suffisamment nettoyées, et alors de diminuer par des opiacés la commotion excitée, avant que d'ordonner le quinquina.

3°. Le climat et la saison de l'année influent sur notre pratique dans l'emploi du quinquina. Il arrive que dans les climats très-chauds les changemens dans les fièvres sont fréquemment très-soudains; aussi des évacuations, quoique nécessaires en apparence à leur début, deviennent souvent fatales en augmentant la débilité qui les suit; c'est pourquoi dans ces climats, lorsque les symptômes ne sont pas urgens, mais qu'on trouve cependant un pouls plein et d'autres signes de la diathèse inflammatoire, au lieu de préparer le malade par la saignée (1) à recevoir le quinquina, il est souvent plus sûr de différer l'emploi de ce fébrifuge jusqu'à ce que quelques paroxysmes de la fièvre aient éloigné cette diathèse, et tout au plus de faciliter cet effet en donnant des laxatifs rafraîchissans et des lavemens délayans (2).

Ici comme dans bien d'autres cas, beaucoup de choses sont confiées au discernement du praticien, même après qu'il est familiarisé avec toutes les circonstances qui doivent influencer son jugement. Lorsque les symptômes

---

(1) Le docteur Lind, dans sa *Relation de la Fièvre rémittente du Bengale*, rapporte un exemple remarquable des mauvais effets de la saignée dans les climats des tropiques, même lorsqu'on l'emploie avec précaution. Un de ses malades, convaincu que cela le soulageroit, insista pour être saigné. Ce fut en vain que le docteur Lind l'en dissuada. Quoiqu'on n'eût tiré que cinq ou six onces de sang, il perdit immédiatement ses forces; et dans moins d'une heure il fut emporté par le prochain accès. Il observe que M. Badinock et le chirurgien de Ponsborne saignèrent chacun deux malades, et chacun en perdit un.

(2) C'est à cause de la tendance à la débilité dans les fièvres des climats très-chauds, que nous trouvons des auteurs qui insistent particulièrement sur la nécessité d'avoir recours au quinquina de bonne heure dans ces fièvres. J'ai déjà cité les observations du docteur Jackson.

inflammatoires s'élèvent au point de mettre la vie du malade dans un danger imminent, nous devons, dans tous les pays du monde, avoir recours à la saignée, et nous devons encore nous souvenir que la continuation d'un excitement violent, même lorsque la vie n'est pas dans un danger imminent, est elle-même une puissante cause de débilité, et qu'elle débilite souvent plus qu'une saignée faite à propos, qui auroit soulagé.

Dans les climats froids, les fièvres de toute espèce, et particulièrement les fièvres intermittentes, sont plus généralement accompagnées des symptômes inflammatoires; c'est pourquoi les évacuations préalables à l'usage du quinquina sont plus nécessaires, et heureusement elles ne sont pas accompagnées du même danger. La saison même de l'année, dans le même climat, influe sur l'administration du quinquina. Dans le printemps, à cause de la plus grande fréquence des symp-

---

L'usage précoce du quinquina, observe le docteur Brocklesby, est particulièrement nécessaire dans les fièvres des Indes occidentales, spécialement dans celles qui ont lieu dans la saison pluvieuse. Nous avons observé plus haut, que c'est pendant la saison pluvieuse des climats très-chauds que dominent les fièvres les plus dangereuses.

tômes inflammatoires, les évacuations sont à la fois plus nécessaires et plus salutaires que dans l'automne, pendant laquelle les causes débilitantes ont de la tendance à faire prendre aux fièvres intermittentes la forme continue.

4°. Chez les jeunes gens et chez les pléthoriques, le pouls est souvent plein; aussi les évacuations préalables à l'emploi du quinquina sont nécessaires. Chez les vieillards et chez ceux qui sont réduits par une grande diète, ou par une maladie antécédente, ou par toute autre cause quelconque, il est rarement à propos, à moins qu'il n'existe une tendance à l'inflammation locale, de préparer le malade pour l'emploi du quinquina, autrement que par un émétique et un cathartique modéré, lorsque l'estomac et les intestins sont chargés. Dans ces cas, on doit donner le quinquina en quantité considérable pendant la première ou seconde rémission, parce que dans les tempéramens débilités, la continuation de la fièvre est non-seulement très à craindre, mais qu'il faut une plus grande quantité de quinquina pour l'arrêter. C'est à cette dernière circonstance, conjointement avec la puissance de l'habitude, que nous devons attribuer l'opiniâtreté des cas qui se prolongent.

5°. On doit toujours avoir présente à l'esprit

la nature de l'épidémie régnante. Lorsqu'elle s'accompagne fréquemment d'inflammations locales, ou lorsque les symptômes inflammatoires de la fièvre elle-même s'élèvent à un haut degré ; on doit employer le quinquina avec prudence, et on ne doit jamais l'administrer qu'après des évacuations convenables: Lorsque, au lieu de ces symptômes, il y a une tendance à la débilité, et conséquemment au typhus, on doit le donner de bonne heure et à larges doses, et on doit recommander les évacuations avec précaution.

On peut employer le quinquina en extrait, en teinture, en infusion, ou en décoction. Mais on admet généralement aujourd'hui, que lorsque l'estomac peut le supporter, la simple poudre est la meilleure préparation. Il ne réussit jamais mieux que lorsqu'il est donné en substance.

Lorsque nous ne pouvons pas faire prendre le quinquina au malade par la bouche, ou qu'il ne peut pas le garder dans l'estomac, on peut le donner en lavement. Toutefois c'est la manière la moins efficace de le donner.

L'usage externe du quinquina a été encore recommandé, et il est quelquefois utile. On ne doit cependant pas compter sur lui. C'est seulement chez les enfans, qui n'ont besoin que de petites doses, que nous pouvons en attendre beaucoup d'avantage. Le meilleur moyen de l'appliquer est de coudre la poudre dans la partie des vêtemens qui enlace le corps. On le met quelquefois en cataplasmes, et on l'applique sur l'estomac et les poignets, ou bien on emploie la décoction en forme de bain pour les enfans (1).

Dans quelques cas il est convenable de donner d'autres médicamens avec le quinquina. Lorsque les forces sont beaucoup réduites, on peut donner la poudre dans le vin; et on peut faire prendre au malade, entre les doses de quinquina, plus ou moins de vin, selon que son état le demande. Lorsque l'estomac est très-irritable, en donnant avec le quinquina une dose d'opium solide ou d'opium et de camphre, on le rend souvent capable de le garder. Rien ne prévient mieux les nausées et l'oppression qui ont lieu fréquemment après l'emploi du quinquina, que quelques gouttes d'acide sulfurique; lorsque la soif est intense, on doit donner avec lui le sel tartareux et les acides végétaux.

---

(1) Pour l'application externe du quinquina, *voyez* le vol. II de *the London medical Observations* (Observations médicales de Londres).

Chez les soldats, les matelots et autres qui ont été accoutumés à l'usage des spiritueux, l'eau-de-vie mêlée avec l'eau est souvent le véhicule le mieux approprié. Morton et le docteur Lind, dans la fièvre de Bengale, ont recommandé la bière appelée *porter*. M. Skeete a recommandé particulièrement l'eau de chaux; et le docteur Brocklesby, le muriate d'ammoniaque, comme augmentant la vertu du quinquina. Le dernier pense qu'en mêlant la poudre avec de la magnésie calcinée avant de préparer l'infusion, on obtient le même effet.

Quand l'estomac est habituellement foible, les aromatiques, les amers ou les astringens, joints au quinquina, sont souvent avantageux; les docteurs Méad, Brocklesby, Lisons et autres les recommandent.

Lorsque le quinquina occasionne des selles, nous devons avoir recours aux opiacés et aux astringens; des derniers, la gomme de Kino et l'extrait du bois de Campêche, sont les meilleurs. Si on a lieu de soupçonner que les selles viennent de l'âcreté, quelquefois occasionnée par le quinquina qui dérange les forces digestives, on doit le mêler avec un acide. Si, d'un autre côté, il occasionne la constipation, il est nécessaire de le donner avec de doux apéritifs. Le docteur Méad a recommandé, dans cette intention, particulièrement la rhubarbe, qui a le double avantage de faire aller par bas, et de tendre à redonner le ton à l'estomac et aux intestins. Le meilleur moyen de masquer le goût du quinquina est dans le lait et la réglisse (1).

On se sert en Angleterre de trois espèces de quinquina, le rouge, le gris et le jaune. Le vrai quinquina rouge est plus amer et plus astringent au goût que le gris, et il contracte un plus grand degré d'astringence mêlé avec les solutions chalibées. Il contient également plus de résine; mais la porportion de la résine diffère dans les divers morceaux. Lorsqu'on mêle le quinquina gris avec la magnésie calcinée avant de le faire infuser, on dit que cela rend la couleur plus foncée, et augmente l'astringence, l'amertume et la vertu anti-septique de l'infusion. La magnésie calcinée ne produit aucun de ces effets sur le quinquina rouge (2). Il n'y a pas de doute que le vrai quinquina rouge est plus efficace que le gris pour la guérison des fièvres intermittentes; cela paroît d'après les observations de Saun-

(1) *Materia medica of doctor Lewis.*

(2) Skeete, *Treatise on the Barck* (Traité sur le Quinquina, par Skeete).

ders (1) et Rigby (2) sur ce quinquina, et le Traité de Skeete, sur le quinquina rouge et gris. Le docteur Hunter (3) dit qu'il a souvent trouvé que le quinquina rouge étoit plus efficace que le gris, mais il pense qu'il est plus porté à affecter les intestins (4).

Quelle que soit l'efficacité du vrai quinquina rouge, il est très-douteux que celui qu'on

---

(1) Saunders, *On the red Peruvian Bark* (sur le Quinquina rouge du Pérou).

(2) Rigby, *On the red Peruvian Bark* (sur le Quinquina rouge du Pérou).

(3) *Voyez* son *Account of the Diseases of the West Indies* (Relation des Maladies de l'Amérique).

(4) M. Alibert, dans l'Appendice à son savant ouvrage sur les *Fièvres pernicieuses intermittentes*, dit : « Qu'il importe d'autant plus de distinguer les espèces » de quinquina (il en distingue cinq), que, suivant » l'observation du botaniste espagnol Mutis, les pro- » priétés de chacune d'elles ont des différences remar- » quables ; et que par conséquent le mélange vicieux » qu'on en fait journellement dans le commerce, peut » donner lieu à des inconvéniens graves. Il ajoute plus » loin, qu'il est certaines épidémies et certaines com- » plications de fièvre, que l'expérience pourra déter- » miner, où le quinquina gris ou brun, le quinquina » orangé, le quinquina rouge, le quinquina jaune et » le quinquina blanc peuvent être plus convenablement » administrés. » Ainsi le quinquina rouge est éminem-

vend aujourd'hui, soit supérieur au gris. On dit qu'il doit sa couleur plus foncée à ce qu'il est teint. On apporta, pour la première fois, en Angleterre, quantité de vrai quinquina rouge, qui se trouva dans une prise faite sur les Espagnols en 1781; et il est très-douteux que depuis il en soit venu davantage de cette qualité en Angleterre.

Les médecins semblent convenir que le quinquina jaune est le plus puissant que nous possédions. Il étoit à peine connu en Angleterre avant l'année 1793. Le docteur Ralph, médecin de l'Hôpital de Guy, a publié à ce sujet quelques observations.

J'ai traité longuement du quinquina, parce que dans le plus grand nombre de cas on confie presque entièrement à ce médicament la cure des fièvres intermittentes; et que partout où on a fait des épreuves franches sur lui, il a été suivi d'un degré de succès qui justifie assez la partialité générale qu'on a en sa faveur. Quelquefois cependant il est sans effet;

---

ment astringent; aussi l'emploie-t-on utilement pour arrêter les progrès de la gangrène, et autres affections de cette nature. M. Cadet, pharmacien de Paris, a constaté l'extrême amertume du quinquina jaune, et sa moindre astringence en la comparant avec les autres espèces, etc. (*Note du Trad.*)

dans quelques endroits on ne peut s'en procurer aisément; dans d'autres, son haut prix empêche souvent le peuple d'en user en suffisante quantité; il est donc nécessaire de connoître les autres médicamens dont on peut se servir avec la plus grande probabilité de succès.

Je vais d'abord faire quelques observations sur les autres espèces d'écorces qu'on a employées dans les fièvres intermittentes.

On apporta l'écorce d'angusture des Indes occidentales, en 1788. On trouva qu'elle réussissoit, quoiqu'elle fût inférieure à l'écorce du Pérou, dans la cure des fièvres intermittentes; nous ne savons pas quel est l'arbre qui la produit (1), quel est le lieu où elle croît, etc. On peut lire quelques idées sur ces articles dans un Traité fait sur cette matière, par M. Brand, dont la seconde édition parut en 1793. On

---

(1) « L'écorce d'angusture est produite par un très- » grand arbre (nous dit M. Alibert dans sa *Matière* » *médicale*, tom. Ier, pag. 76, quatrième édition, 1817), » qui forme des forêts épaisses sur les bords de l'Oré- » noque, et sur la côte de Paria ou Terre-Ferme, entre » la Trinité et Curaçao. Cet arbre, par ses caractères » botaniques, est rangé près du quassia, et forme un » genre nouveau. M. Willdenow, qui l'a établi, lui a » donné le nom de *bonplandia;* et comme en n'en

donne l'écorce d'angusture à plus petites doses que l'écorce du Pérou. Elle est moins sujette à causer du désordre dans les intestins; et quelquefois elle a réussi dans des fièvres intermittentes, où le quinquina rouge et gris avoient échoué. On doit observer que, de ce que des intermittentes ont cédé quelquefois à un second médicament après que le premier avoit échoué, il ne faut pas en conclure que le second médicament soit en tout préférable au premier; car il y a plusieurs exemples que des seuls amers ont réussi à guérir des fièvres intermittentes, après que le quinquina avoit échoué. Le changement d'un remède, quoique moins efficace, tout bien considéré, semble souvent avantageux. Le lecteur trouvera une relation sur l'écorce d'angusture dans le Traité dont nous venons de parler, et dans plusieurs Mémoires qui y sont cités.

» connoît encore qu'une seule espèce, on l'a désigné » sous le nom de *bonplandia trifoliata*. Ce végétal a » été découvert par MM. Humboldt et Bonpland. Il » appartient à la famille naturelle des *magnoliers*. » *Voyez* l'ouvrage cité, où on trouve ses propriétés physiques, chimiques et médicinales, et les variétés répandues dans le commerce sous le nom d'*angusture*, avec les moyens de reconnoître la vraie, qui est celle dont nous venons de parler. (*Note du Trad.*)

Le quinquina de la Jamaïque, découvert par le docteur William Wright, a encore été employé avec succès dans les fièvres intermittentes; toutefois il semble inférieur à l'écorce dont nous venons de parler. Le lecteur trouvera le rapport du docteur Wright dans les *philosophical Transactions* (Transactions philosophiques) pour l'année 1772. Il y a encore quelques observations à ce sujet dans le Traité du docteur Skeete sur le quinquina rouge et convolvulé du Pérou (*Treatise on the guilled an red peruvian Bark*). On a encore trouvé que l'écorce de Sainte-Lucie, ou le quinquina caribbæa, réussissoit dans ces fièvres. Le docteur Kentish a publié une relation de quelques expériences faites avec ce quinquina; et M. Wilson de Sainte-Lucie écrivit un Mémoire à ce sujet, qui est inséré dans les *philosophical Transactions*. Le docteur Skeete pense qu'il est probable que cette écorce se produit dans toutes les îles occidentales; elle est peut-être supérieure au quinquina de la Jamaïque.

Le docteur Wright m'a dit qu'on a souvent employé avec succès dans les intermittentes l'écorce de l'arbre d'acajou; mais d'après les épreuves qu'il en a faites, il la considère comme très-inférieure à l'écorce du Pérou, qui lui est tellement semblable, qu'on l'a frauduleusement mêlée avec cette dernière, ou vendue comme non mélangée.

On a encore trouvé que l'écorce de Tellichery, ou, comme on l'appelle dans les Indes orientales, l'*écorce du pala*, réussissoit.

L'écorce appelée *swietenia febrifuga*, sur laquelle le lecteur trouvera une thèse, publiée à Édimbourg en 1794, par le docteur André Duncan Junior, a été employée dans les fièvres intermittentes. Cette écorce fut découverte et apportée des îles orientales par le docteur Roxburgh. Le docteur Duncan l'appelle *soymida swietenia*, du nom indien de l'arbre dont on la tire; elle réussit souvent; mais d'après les essais qu'on en a faits, soit à Edimbourg, ou dans d'autres lieux, ses qualités semblent être considérablement inférieures à celles de l'écorce du Pérou. L'écorce de saule à larges feuilles réussit encore dans certaines circonstances, quoiqu'elle soit inférieure à la plupart des précédentes.

Telles sont les principales écorces qu'on a recommandées dans les intermittentes. On a encore employé, suivant les circonstances, une grande variété d'autres médicamens.

Linné et Aurivillius font grand cas du bois de casse; on ne l'a pas toutefois employé généralement. Nous savons maintenant qu'il est très-inférieur au quinquina; ce qui est contraire à l'opinion de ces auteurs.

Le docteur Lind et d'autres ont employé avec succès la féve de Saint-Ignace; à la vérité, on a trouvé qu'en général les amers, substitués au quinquina dans les intermittentes, étoient plus ou moins avantageux. Ceux dont nous venons de parler, l'absinthe, le chardon bénit, la camomille jaune, la gentiane, la serpentaire de Virginie, la petite-centaurée, et l'écorce des oranges amères, sont les principaux médicamens de cette classe.

On a encore employé une grande variété d'astringens; l'écorce de chêne, les noix de galles, l'alun, et diverses préparations de fer, etc. En général les astringens sont, dans ces fièvres, inférieurs aux amers. Les combinaisons des astringens et des amers semblent être plus efficaces que lorsqu'ils sont seuls.

On a encore recommandé les aromatiques, le camphre, le musc, la myrrhe, etc. Le lecteur peut consulter un Mémoire sur l'emploi du piment dans les fièvres intermittentes, par M. Collins, dans le vol. II des Communications médicales (*medical Communications*).

On a employé diverses préparations métalliques. Le docteur Blane a fait quelques observations sur l'usage de la chaux et du sulfate de zinc, particulièrement sur celui de la chaux, dans son ouvrage sur les maladies des gens de mer. Le mercure, administré sous diverses formes, a encore réussi quelquefois. Le lecteur trouvera des exemples de fièvres intermittentes guéries par le mercure, dans le vol. VI des Essais et Observations de médecine d'Édimbourg (*of the Edimburgh medical Essays and Observations*). Dans un cas, rapporté par le docteur Donald Monro, dans le vol. II des Transactions médicales (*medical Transactions*), cette fièvre ne céda à aucun médicament, jusqu'à ce qu'on eût administré un traitement mercuriel, qui n'avoit eu d'autre effet apparent que de diminuer la force du malade; elle fut alors aisément guérie par le quinquina. Hoffman et Willis (1) ont aussi recommandé le mercure dans les fièvres intermittentes; toutefois ses effets, dans ces fièvres, sont très-foibles. Van-Swiéten (2) dit qu'il a vu une fièvre quarte persister pendant tout le cours d'une salivation mercurielle très-com-

(1) *Voyez* Willis, *Opera omnia*, publiés à Genève en 1782.

(2) *Voyez* ses *Commentaires sur les Aphorismes de Boërhaave*.

plète. Et de Meza (1) avance même que le mercure augmente quelquefois la malignité des fièvres intermittentes.

On a depuis peu beaucoup employé un oxide métallique, d'une plus grande activité que tous les médicamens dont nous venons de faire mention. On dit que ce médicament, appelé *ague drops* (gouttes contre les fièvres intermittentes), doit son efficacité à l'arsenic (2).

Cependant l'emploi de ce minéral, dans les fièvres intermittentes, n'a pas été restreint à la pratique des empiriques. Plusieurs praticiens du premier mérite l'emploient; et il est certain que des fièvres intermittentes, qui

(1) *Voyez* le vol. Ier des *Actes de la Société médicale*. *Voyez* encore un Mémoire de Shulze et Grævius sur l'emploi du mercure dans les fièvres quartes, dans Haller, *Disp. ad morb. Hist. et cur. pertin.*

(2) M. Alibert donne, dans sa *Matière médicale*, la formule du docteur anglais Fowler, qui a beaucoup vanté l'arsenic pour la guérison des fièvres intermittentes. Mais comme le docteur Fowler avoue qu'il a été témoin lui-même des accidens funestes qui peuvent survenir par l'emploi de son médicament, M. Alibert pense que ces accidens suffisent pour faire rejeter une semblable préparation, lorsque d'ailleurs nous avons mille autres substances qu'il est plus convenable d'adopter. M. Wilson nous paroît être aussi de cet avis. (*Note du Trad.*)

avoient résisté à l'usage le plus constant du quinquina et d'autres médicamens, ont cédé à l'arsenic, comme je l'ai éprouvé moi-même plusieurs fois. J'ai déjà observé que, lorsque des intermittentes cèdent au second médicament où le premier avoit échoué, ce n'est pas une preuve que le second médicament soit entièrement préférable au premier. Cependant, d'après plusieurs observations, nous avons lieu de penser que l'arsenic est le plus efficace de tous les médicamens qu'on ait employés dans ces fièvres. Nous avons une grande preuve de son succès dans les rapports médicaux sur son usage dans la cure des fièvres rémittentes et des céphalalgies périodiques, par le docteur Fowler de Stafford; du moins autant que l'expérience de ce dernier peut faire juger de la sûreté de ce médicament (1).

Il y a quelques observations sur ce sujet dans le vol. XIX des *Commentaires médicaux* du docteur Duncan, observations faites par l'auteur lui-même. Dans quelques lettres ajoutées au Traité du docteur Fowler, l'arsenic a

---

(1) Voici la manière de le préparer : prenez 64 grains d'arsenic blanc réduit en une poudre très-fine, et mêlée avec autant d'alcali végétal; ajoutez-y demi-livre d'eau distillée, et faites doucement bouillir dans un flacon de

l'approbation de plusieurs praticiens respectables. Toutefois je crois que nous ne pouvons pas regarder son innocence comme certaine. Il faudroit une expérience très-étendue pour se décider à y avoir recours avant que les moyens reconnus salutaires eussent échoué. Son usage, en introduisant une grande quantité d'arsenic dans le système même à petites doses, doit être pendant long-temps d'une pratique douteuse. Il est bien connu que le plomb et le mercure restent souvent dans le corps pendant quelque temps sans produire leurs effets, qui, lorsqu'ils se montrent, sont proportionnés non à la quantité qu'on en a prise en une dose, mais à celle qui en été prise en tout.

Les mauvais effets que de petites doses peuvent produire, mêmes données avec précaution, sont les dérangemens de l'estomac et des intestins, le gonflement de la face ou d'autres parties du corps, l'augmentation ou la dimi-

---

Florence, mis dans un bain-marie, jusqu'à ce que l'arsenic soit complétement dissous; ajoutez-y alors demi-livre d'esprit composé de lavande et autant d'eau distillée qu'il sera nécessaire pour réduire toute la solution au total d'une livre. La dose est depuis deux jusqu'à douze gouttes, une, deux, et souvent plusieurs fois dans le jour, suivant l'âge, les forces, etc., des malades.

nution des urines, des éruptions volantes, le mal de tête, la sueur, et des tremblemens. On peut généralement remédier à ces effets par des émétiques et des laxatifs, ou simplement en cessant l'usage de l'arsenic. On a trouvé qu'on peut en quelque sorte prévenir ces effets en le combinant avec de petites doses d'opium.

D'autres médicamens ont été employés principalement par le vulgaire, et ont réussi quelquefois : tels sont les feuilles de laurier séchées et pulvérisées à la dose d'une drachme, trois fois dans un jour ; demi-drachme de l'écorce intérieure du frêne, ou demi-once de sulfure dans un verre de forte bière, prise de temps en temps, etc. Quelques-uns de ces médicamens semblent agir principalement, sinon entièrement, par leurs effets sur l'esprit, comme un sachet de camphre et de safran appliqué sur le creux de l'estomac, des toiles d'araignées mêlées avec la mie de pain prises en pillules, etc. C'est une pratique parmi le vulgaire, pour la guérison des fièvres intermittentes, de prendre la moitié d'une pinte de sa propre urine pendant trois matins de suite, ce qui est regardé comme un remède très-efficace. Tout ce qui est capable de faire une forte impression sur l'esprit, soit en faisant horreur, ou une frayeur superstitieuse, ou en excitant la confiance, a réussi par hasard.

Les moyens recommandés lorsqu'on attend le paroxysme, forment la dernière division de ceux qu'on emploie pendant l'apyrexie.

Au moment où il attend le paroxysme, le malade doit éviter de s'exposer au froid. Quelques médecins ont recommandé l'usage du bain chaud. Il doit éviter de prendre beaucoup de nourriture ou de boisson, et s'il n'y a pas de tendance à la diathèse inflammatoire, ce qu'il prend doit être légèrement stimulant. Les diaphorétiques sont souvent avantageux donnés peu de temps avant l'accès, car si nous parvenons à entretenir la sueur, l'accès du paroxysme est souvent prévenu, *intermittentes tertianas autumnales*, observe Sydenham, *hoc pacto aggredior, ægro in lectulo composito et stragulis undique cooperto, sudores provoco, sero lactis cerevisiato, cui salviæ folia incocta fuere*, *quatuor circiter horis ante paroxysmi adventum*.

C'est une opinion générale que, si l'estomac et les intestins sont chargés, ils doivent être débarrassés à ce période par le moyen d'un émétique et d'un cathartique. Peu de médicamens élèvent plus puissamment la transpiration que les émétiques, et c'est à cela qu'on doit attribuer en partie leurs effets pour prévenir le paroxysme des fièvres intermittentes. Ils semblent, au reste, agir en produisant une forte impression sur le système nerveux.

L'usage des cathartiques, à ce période, est d'une pratique moins sûre, et semble avoir été plutôt le résultat de l'hypothèse que de l'observation. Si les matières âcres contenues dans les intestins produisent la diarrhée spontanée, il peut être à propos de la favoriser par des boissons chaudes et délayantes; arrêter la diarrhée seroit ramasser une source d'irritation qui ne manqueroit pas d'aggraver les symptômes du paroxysme suivant; mais si la diarrhée ne survient pas spontanément, on ne doit pas la provoquer à ce période.

Les moyens dont j'ai parlé, et qui deviennent avantageux pour prévenir le paroxysme des fièvres intermittentes, produisent, soit une impression forte et soudaine sur le système nerveux, soit une accélération dans la circulation ou la sueur; les purgatifs ne produisent aucun de ces effets, mais plutôt l'opposé. Ils ne font aucune impression puissante sur le système nerveux; ils retardent la circulation en affoiblissant les facultés qui la soutiennent, et bien loin de favoriser la sueur, ils l'arrêtent même lorsqu'on l'a excitée par d'autres moyens.

Sydenham recommande l'opium après l'action de l'émétique, pourvu que cette action ait cessé avant que l'accès commence. Non-seulement l'opium fait une forte impression sur le système nerveux, mais encore il donne une vigueur passagère au système circulatoire; c'est un des plus puissans diaphorétiques que nous possédions.

Quelle que soit la manière dont nous employons l'opium dans la vue de prévenir l'accès, le malade pendant son action doit être couché, tenu chaudement, et servi avec des boissons délayantes et tièdes.

Lorsque, pendant les premiers paroxysmes, nous avons fait de vains efforts pour prévenir leur retour en excitant le vomissement ou la sueur, nous ne devons pas persévérer dans l'usage de ces moyens; puisque s'ils ne guérissent pas bientôt la maladie, ils la rendent plus opiniâtre par leurs effets débilitans. Le docteur Cullen remarque que nos efforts pour prévenir le paroxysme en empêchant la sueur, ont souvent changé la fièvre en continue.

Cependant on a employé dans la même vue plusieurs médicamens qui, au lieu de débiliter, tendent à donner de la vigueur. On a trouvé qu'une grande quantité de quinquina prise immédiatement avant le moment où l'on attend le paroxysme, prévient souvent son retour. Le docteur Millar, et autres, ont observé qu'une once de quinquina prise en une dose au moment où l'on attend l'accès, non-seulement prévient le paroxysme, mais quelquefois guérit entièrement la maladie. Cette manière de donner le quinquina est cependant loin d'être la meilleure. Peu d'estomacs peuvent en supporter une si grande dose; et il semble être mieux approprié lorsqu'on le donne par intervalles, comme je l'ai recommandé plus haut. De cette manière, non-seulement on peut en accumuler une plus grande quantité dans l'estomac et les intestins au moment de l'accès; mais ses effets semblent s'accumuler dans le système : car les effets de chaque dose subsistent pendant un temps considérable après qu'il a été pris. Quelques médecins supposent, et non sans raison, qu'ils continuent tant qu'il existe une partie du médicament dans le canal alimentaire.

On a employé, et principalement le vulgaire, une grande variété d'ingrédiens à ce période; ils ont réussi par hasard à prévenir le retour de l'accès. Ils font ou une forte impression sur l'estomac, comme l'esprit de térébenthine, le vin, la bière forte chaude, l'eau-de-vie, etc., avec différens poivres et autres substances âcres; ou bien ils produisent de fortes impressions sur l'esprit, en faisant avaler des araignées vivantes, une poudre préparée avec des os humains, et plusieurs autres choses de cette nature.

Les véritables praticiens ont employé, dans la même intention, la poudre de fleurs de camomille, l'absinthe ou d'autres forts amers. Les gommes fétides ont aussi été parfois utiles; quelques médecins recommandent différentes applications irritantes à l'extérieur, le sel mêlé avec le blanc d'œuf, et appliqué sur les poignets, etc.

Tels sont les moyens de guérison que l'on doit employer aux divers périodes de la fièvre intermittente entre l'accès d'un paroxysme et le suivant; on doit répéter, entre ce dernier et le troisième paroxysme, le même mode de pratique, et le varier suivant que les symptômes varient eux-mêmes. On doit le continuer à chaque intervalle, jusqu'à ce que la fièvre soit guérie.

Si on discontinue le quinquina immédiatement après la guérison des fièvres intermittentes, elles ont de la tendance à revenir, surtout lorsqu'elles ont duré pendant long-temps, et que le malade a été beaucoup affoibli. C'est pourquoi il convient en général d'en continuer l'usage pendant quelque temps après la guérison, en diminuant graduellement la dose, et le donnant aux jours auxquels la fièvre auroit eu lieu si elle eût duré.

Il convient encore que ceux qui ont éprouvé depuis peu les fièvres intermittentes, évitent, non-seulement de s'exposer aux miasmes marécageux, mais encore à toutes les circonstances que nous avons énumérées plus haut comme favorisant leur invasion : l'exposition au froid, l'irrégularité dans le régime, ou toute autre cause débilitante qui, comme nous l'avons dit, peut renouveler les fièvres.

De plus, on doit encore suivre pendant quelque temps les règles que nous avons données touchant le régime et l'exercice dans l'apyrexie, soit pour prévenir le retour de la maladie, soit pour rétablir les forces du malade.

Lorsque l'exposition aux causes des fièvres intermittentes est inévitable, comme dans les saisons pluvieuses des climats chauds, on doit employer le quinquina comme préservatif.

CHAPITRE VI.

De la manière d'agir des médicamens employés dans les fièvres intermittentes.

Une des lois de l'économie animale, c'est qu'une cause irritante, appliquée sur une partie quelconque du système, tend à provoquer des mouvemens tels, qu'ils semblent calculés pour éloigner cette cause. Ainsi un corps étranger, introduit sous la peau, excite l'inflammation et la suppuration, par le moyen desquelles il est chassé au dehors. Ainsi une irritation dans les fosses nazales, produit une contraction soudaine et violente de tous les muscles qui sont en action lorsque nous faisons une forte expiration; et par suite de cette soudaine et forte expiration, l'air étant violemment forcé dans les fosses nazales, le corps étranger qui les irritoit est expulsé; ainsi la trachée se débarrasse, au moyen de la toux, des choses qui l'incommodent. La même chose arrive dans le vomissement, dans lequel l'irritation, appliquée sur l'estomac, sollicite l'action de tous les muscles qui ont la propriété de chasser ce qu'il contient.

Il s'est élevé quelques discussions sur l'action

des muscles qui servent à cette opération : on a généralement supposé que les muscles abdominaux et le diaphragme agissent conjointement; et que, par ce moyen, l'estomac étant fortement comprimé entre ces muscles, ce qu'il renferme est expulsé au dehors par l'œsophage. Un célèbre professeur observe que, si dans l'acte du vomissement le diaphragme se contracte, à mesure que le malade inspire, une partie des matières contenues dans l'estomac doit, à son passage sur la trachée-artère, être attirée par l'inspiration; il suppose donc qu'immédiatement avant l'acte du vomissement le diaphragme est fixé par une forte contraction permanente, et que les matières contenues dans l'estomac sont jetées au dehors par suite de la contraction soudaine des muscles abdominaux, qui pressent ce dernier contre le diaphragme dans un état de contraction.

On peut observer, sur cette théorie du vomissement, que dans aucun cas nous ne trouvons un muscle qui agisse de la manière dont le diaphragme est ici supposé le faire. Cela seul doit nous faire au moins hésiter à l'admettre : autant que je puis en juger, l'observation suivante la fait entièrement rejeter. Soit dans cette théorie, soit dans celle communément admise, on n'a pas fait attention qu'un effet de la contraction violente des muscles abdominaux est d'attirer les côtes en en-bas ; tout le monde peut s'assurer de cette vérité en appliquant la main sur le côté pendant l'action d'un émétique. Or, nous savons que si les côtes sont attirées en en-bas, le diaphragme doit au même moment ou se contracter, ou céder à la pression des muscles abdominaux ; ce que nous ne pouvons pas supposer se faire dans le vomissement. Il sembleroit donc que le diaphragme et les muscles abdominaux doivent se contracter au même instant ; les derniers, en attirant les côtes en en-bas, diminuent la capacité du thorax d'un côté, tandis que le diaphragme, en descendant, l'élargit de l'autre. L'expiration favorise la dépression du diaphragme, parce qu'elle est absolument suspendue par la pression forcée qu'elle exerce sur l'épiglotte ; ce dont encore tout le monde peut s'assurer sur soi-même (1).

---

(1) Il est remarquable que dans ces théories il n'est parlé que de la contraction des muscles abdominaux et du diaphragme, comme si l'estomac ne prenoit aucune part au vomissement ; il est vrai que cette opinion, autrefois soutenue par Chirac, vient d'être reproduite par un physiologiste moderne ; mais MM. Portal, Marquais, Lallement et Broussais en ont déjà fait justice ; « En effet,

Nous ne pouvons pas parler avec la même certitude des effets particuliers par lesquels le

---

» dit ce dernier dans le *Journal universel des Sciences* » *médicales* (novembre 1818), ni les efforts violens de » l'accouchement, ni les cris excessifs, ni les sanglots la- » borieux des enfans au berceau, ne déterminent le vo- » missement, quoique la pression exercée par les muscles » de l'abdomen et par le diaphragme soit énorme dans » ces cas. Ainsi la fameuse expérience de la vessie de » cochon, mise à la place de l'estomac, peut servir » contre ceux qui veulent en induire la *passivité* de » l'estomac dans l'acte du vomissement, puisque cette » vessie se laisse vider par toutes les contractions du » diaphragme et des muscles abdominaux, quelle que soit » la cause qui les provoque. » D'ailleurs, comme l'a dit M. le docteur Bousquet dans le *Journal général de la Société de Médecine* (octobre 1818), « Ce qui arriva » dans cette expérience devoit arriver. Il suffit, pour » s'en convaincre, de considérer un instant la position » et le jeu des organes pendant le vomissement. Alors » le diaphragme s'abaisse et les muscles abdominaux se » contractent, de sorte que l'estomac, ou, dans notre » supposition, la vessie se trouve entre le diaphragme » et le paquet intestinal d'un côté, entre la colonne » vertébrale et les parois de l'abdomen de l'autre. Or, » le liquide, comprimé de toutes parts, est bien forcé » de sortir par la seule ouverture qui lui est offerte; » ainsi cette expérience ne prouve rien, sinon que les » muscles de l'abdomen et le diaphragme se contrac- » tent pendant le vomissement, ce que personne ne » s'est jamais avisé de nier. » J'ajouterai que si au lieu

vomissement tend à mettre fin au période du froid et à amener celui du chaud des fièvres intermittentes; on peut présumer que cela arrive soit en conséquence de la sympathie que nous savons exister entre l'estomac et la peau, soit parce que l'agitation qu'occasionne le vomissement devient un stimulus pour le système en général.

Quant aux selles, elles sont amenées par l'opération des médicamens, qui agissent toujours comme dans le cas de vomissement, en excitant des mouvemens qui tendent à les expulser du corps. Ces médicamens agissent donc partie en augmentant le mouvement péristaltique des intestins, et partie en augmentant la sécrétion de leurs surfaces.

Il est presque inutile d'observer que différens médicamens sont propres à exciter différentes parties du système. Le poivre et les

---

de faire communiquer la vessie avec l'œsophage, M. Magendie eût établi cette communication avec le duodénum, le liquide seroit sorti vraisemblablement par le rectum. Il faut donc admettre un mouvement anti-péristaltique de l'estomac, qui, de concert avec les muscles abdominaux et le diaphragme, produit le vomissement. *Voyez* encore sur ce sujet le Mémoire que vient de publier M. Bourdon. Paris, chez Méquignon-Marvis, libraire, 1819. (*Note du Trad.*)

aromatiques affectent fortement le goût, et excitent un flux de salive, mais ils n'occasionnent ni vomissemens ni selles. Les préparations d'antimoine, qui agissent si énergiquement sur l'estomac et les intestins, sont presque fades.

L'opium et la saignée sont, de tous les moyens employés pendant les paroxysmes des fièvres intermittentes, ceux dont la manière d'agir a demandé le plus d'attention de la part des médecins.

Dans un traité intitulé : *An experimental Essay on the manner in which opium acts on the living animal body* (Expériences sur la manière dont l'opium agit sur l'animal vivant), j'ai cherché, en comparant les nombreuses expériences qui ont été faites à ce sujet, soit par moi, soit par d'autres, à répandre quelque jour sur la manière d'agir de ce médicament. Il seroit hors de propos d'entrer ici dans les détails par lesquels je suis arrivé à cette connoissance; je citerai seulement les résultats de ce traité (1).

(1) D'autres auteurs ayant donné une relation différente du résultat de plusieurs expériences rapportées dans mon Essai, je saisis l'occasion de les répéter publiquement dans l'été de 1796, pendant que je faisois à Édimbourg un cours sur les maladies fébriles. Les

Les effets de l'opium sur le corps animal peuvent se diviser en trois classes : la première comprend son action sur les nerfs de la partie

---

élèves étoient placés en aussi grand nombre qu'il étoit possible, près de la table sur laquelle je les faisois, et ils témoignèrent leur satisfaction sur leur résultat. Plusieurs d'entre eux étoient familiarisés avec ce sujet, et connoissoient même la médecine en général. J'ai fait mention, dans mon Traité, de plusieurs circonstances qui se présentèrent dans ces expériences, et de quelle manière elles avoient pu donner, à d'autres auteurs, des effets différens de ceux que j'avois reconnus. Un homme distingué qui assistoit à mon cours, le docteur Woolcomb, m'en suggéra cependant une, à laquelle je suis aujourd'hui porté à attribuer presque entièrement ces différences de résultat; savoir : que les auteurs dont je viens de parler, n'avoient pas distingué le spasme produit par une forte dose d'opium, des mouvemens volontaires de l'animal qui se débat; on explique par là toutes les contradictions. Il est probable qu'ils s'étoient laissé tromper de cette manière, et qu'ils ne tenoient pas compte des spasmes occasionnés par l'opium : spasmes qui sont d'une nature particulière. Cette circonstance les eût frappés s'ils eussent convenablement distingué les spasmes qui prennent toujours, dans les animaux à sang chaud ou froid, les dehors de cette espèce de tétanos, qu'on appelle *opisthotonos*. Le docteur Woolcomb fit même cette observation, parce qu'il avoit assisté quelque temps auparavant aux expériences des auteurs ci-dessus indiqués, et qu'ils n'avoient pas fait cette distinction.

sur laquelle on l'applique ; cette action ne diffère pas essentiellement de celle des autres irritations locales. On ne sait pas si la première impression faite sur le système par l'action de l'opium sur les nerfs de la partie où on l'applique, a jamais été suffisante pour détruire la vie.

Il est possible qu'une grande quantité d'opium, appliquée à la fois sur une surface très-étendue, tue à l'instant des animaux moins vivaces que des grenouilles et des lapins, qui étoient les sujets des expériences dont je viens de parler; il est bien reconnu que de fortes impressions, celle par exemple produite pour avoir bu une grande quantité d'esprit-de-vin ou de l'eau très-froide, le corps étant en sueur, ont occasionné la mort. Cependant je ne connois pas de fait où l'opium ait fait mourir de cette manière.

La seconde classe des effets de l'opium se compose de ceux qu'il produit sur le cœur et les vaisseaux rouges; savoir, d'augmenter leur action lorsqu'on l'applique en petite quantité, et de la détruire totalement lorsqu'on l'applique à plus forte dose. Toutefois dans aucun de ces effets son action ne diffère essentiellement de celle des autres agens. La plus grande partie des substances actives, appliquées en petites quantités, excitent des contractions dans la fibre musculaire, et détruisent son action si on les applique à plus grandes doses. Il paroît que, quoique la quantité d'opium absorbée par les vaisseaux lactés soit très-forte, elle ne suffit pas pour détruire l'action musculaire du cœur seulement par son action sur cet organe. On peut avancer avec assurance que l'opium ne tue jamais en détruisant l'action musculaire du cœur, à moins qu'on n'en injecte une grande quantité dans cet organe ou dans les vaisseaux rouges. Ainsi l'opium reçu dans l'estomac ne produit jamais la mort en enchaînant les mouvemens du cœur.

Je me suis assuré, par les expériences rapportées dans mon Essai, que l'action des plus fortes solutions d'opium appliquées sur le cœur est purement locale; elles détruisent l'excitabilité de cet organe, mais ne produisent pas d'autre effet; car l'excitabilité de tous les autres muscles du corps reste la même. Il est presque inutile d'observer que je parle ici des effets de l'application de l'opium restreinte au cœur; car s'il est reçu dans le cours de la circulation, et qu'il parvienne au cerveau, il produit alors les effets de la troisième classe.

Ces effets, lorsque la dose est modérée, sont

de diminuer la sensibilité, de produire la langueur et le sommeil; tout cela est occasionné à un degré plus ou moins grand par toutes les autres légères irritations du cerveau. L'opium, directement appliqué sur cet organe, produit les mêmes effets sur le système nerveux que s'il circuloit avec le sang. Il paroît, d'après les expériences dont nous avons parlé, que lorsqu'il est appliqué directement sur le cœur, il ne produit aucun effet de cette nature.

Lorsqu'il est appliqué à plus fortes doses sur le cerveau, l'opium produit les mêmes effets que ceux des autres violentes irritations de cet organe, les convulsions, et la mort. Il se comporte de la même manière lorsqu'il est reçu dans l'estomac, parce qu'il est pris là par les vaisseaux lactés, et par suite de leur circulation immédiatement appliqué sur le cerveau. Suivant la quantité ainsi transportée, il produit le sommeil, les convulsions, ou la mort; car chez l'homme il ne donne pas toujours la mort lorsqu'il excite des convulsions. Il paroît, d'après les observations précédentes, que parmi les effets de l'opium sur l'animal vivant, il y en a beaucoup qui lui sont communs avec d'autres agens; nous pouvons cependant apercevoir dans chaque effet quelque chose de particulier, ainsi que je l'ai remarqué dans mon Essai (1).

L'avantage qu'on retire de l'opium dans les fièvres intermittentes, semble provenir de l'impression qu'il fait sur le système nerveux, et de l'augmentation qu'il produit, de l'action du cœur et des vaisseaux sanguins. Ces propriétés, combinées avec les effets des médicamens qui relâchent la peau, tendent à exciter la transpiration.

Il n'y a pas de remède dont la manière d'agir demande plus d'attention que la saignée.

Nous savons que le cœur, privé du stimu-

(1) Il est très-vrai que la première impression de l'opium est d'irriter la partie avec laquelle il est mis en contact; mais cette irritation ne se soutient pas, elle est bientôt suivie d'un état d'asthénie très-prononcé; en effet, la sensibilité diminue, la contractilité s'affoiblit, etc. Je pense que l'opium agit dans le premier moment à la manière des corps étrangers. Il n'a pas encore eu le temps de produire les effets qui lui sont propres, mais à mesure que la première impression perd de sa force, ces effets se manifestent peu à peu; le système nerveux tombe dans un état de stupeur, le pouls se ralentit, la respiration devient rare, les capillaires s'injectent, le visage se gonfle, il paroît à la peau des éruptions pétéchiales, gangréneuses. Je sais bien que la plupart des médecins voient, dans ces phénomènes, une preuve de la propriété tonique de l'opium; en effet,

lus du sang, cesse de se contracter presqu'au même instant chez l'homme, et après un court espace de temps chez tous les animaux. La présence du sang est donc, pour que l'action du cœur se continue, aussi nécessaire que sa structure particulière, par laquelle il est disposé à la contraction.

Lorsqu'un individu, qui se portoit bien, est pris d'une *synoque*, une de ces trois choses doit arriver : ou le sang est envoyé au cœur en plus grande quantité qu'à l'ordinaire, ou il devient plus capable de le stimuler, ou le cœur lui-même devient plus capable de recevoir une impression. C'est ainsi que sont

---

disent-ils, les substances alcooliques sont suivies des mêmes effets. Mais quand les derniers sont le produit de l'action de l'alcool, ils sont précédés, comme le dit M. Barbier dans ses *Principes généraux de Pharmacologie*, d'une vive excitation du cœur et du système artériel, tandis que, lorsqu'ils proviennent de l'influence de l'opium, ils se manifestent aussitôt après son administration ; et dérivent alors de l'inertie des vaisseaux capillaires, qui, se laissant engorger par le fluide sanguin, dérangent l'ordre de la circulation, et produisent par là diverses congestions ; ainsi les buveurs, avant d'avoir l'œil hébêté, avant de tomber dans un état comateux, présentent le visage enflammé, les yeux vifs et brillans, les facultés sensitives exaltées. (*Note du Trad.*)

excitées des contractions plus fortes que celles qui s'accordent avec l'état de santé.

Quelle que soit la cause de l'action plus puissante du cœur dans la *synoque*, il est toujours constant que l'effet du stimulus est, jusqu'à un point déterminé, proportionné à la quantité qui est appliquée, et par conséquent que la diminution de la quantité de sang doit diminuer la force de ses contractions.

L'expérience suivante établit clairement ce point, qui est d'ailleurs si bien constaté, qu'il ne demande pas même cette preuve de plus. Le docteur Hales ouvrit des vaisseaux rouges à des animaux vivans, il adapta des tubes de verre à leurs orifices, et observa à quelle hauteur s'élevoit le sang dans ces tubes à chaque systole du cœur; il tira alors à ces animaux différentes quantités de sang; et il observa que la force du cœur diminuoit suivant et à mesure que le sang étoit enlevé.

Il doit encore arriver que plus on enlève du sang subitement, plus la diminution de la force du cœur et des vaisseaux rouges sera prononcée; car les mêmes observations sont propres à ces derniers. Lorsqu'on enlève le sang peu à peu, la capacité des vaisseaux s'adapte facilement à la quantité qui reste; mais lorsqu'on l'enlève plus soudainement le changement de la capacité s'effectue avec plus de difficulté. Lorsqu'on fait l'extraction du sang soudainement, l'action diminuée des pouvoirs qui entretiennent la circulation, doit en grande partie être attribuée aux vaisseaux qui ne s'adaptent plus avec leur contenu, et par conséquent, à ce que la quantité de sang qui revient au cœur est plus diminuée qu'il ne le faudroit, en raison de la perte réelle du sang. Il paroît que c'est de cette manière que la perte de quelques onces de sang, très-subitement extraites, produit souvent la syncope, même chez un homme fort, qui pourroit en perdre six fois cette quantité sans aucun inconvénient si on faisoit l'extraction plus doucement. En général, même la syncope par perte de sang doit dépendre de cette cause. Si elle provenoit de la perte réelle du sang, elle seroit beaucoup plus funeste qu'elle paroît l'être. Dans un grand nombre de maladies, les anciens saignoient ordinairement le malade jusqu'à ce qu'il tombât en défaillance; et cela est encore recommandé dans quelques cas.

Si le seul effet de la saignée est, dans les fièvres idiopathiques, de diminuer l'action du cœur et des vaisseaux rouges, il s'ensuit que ce remède n'est utile dans ces maladies que lorsque les symptômes de la synoque prédominent. Il n'y a pas encore long-temps qu'on étoit dans l'usage d'user de la saignée dans le *typhus* comme dans la *synoque*. Quoique cette pratique fût fondée sur des hypothèses, elle étoit cependant un peu soutenue par l'observation. On ne peut douter qu'une hémorrhagie spontanée ne devienne quelquefois une crise favorable du *typhus*; mais il n'est pas prouvé qu'une pareille hémorrhagie soit la cause ou bien la suite du changement favorable qui a lieu; je penche à adopter cette dernière opinion, parce que, soit dans le cours de ma pratique, ou dans les auteurs, je n'ai jamais rencontré un cas bien évident dans lequel la perte artificielle du sang eût été avantageuse dans cette fièvre. S'il y a des cas rares de *typhus* dans lesquels les avantages qu'on retire de la saignée sont plus considérables que le mal fait par ses effets débilitans, si ces cas existent, dis-je, personne ne nous a jusqu'ici donné les moyens de les reconnoître.

Nous avons vu que les symptômes, qu'on appelle *critiques*, la sueur, un sédiment dans les urines, etc., sont plutôt les suites que les causes des changemens favorables qui s'opèrent à leur apparition.

Les auteurs ont omis de parler, autant que je puis en juger, d'une partie de la manière d'agir de la saignée. Elle se rapporte surtout aux cas dans lesquels la maladie est entièrement ou en partie locale. Nous savons que dans l'inflammation des poumons, par exemple, ou dans celle des viscères abdominaux, on retire souvent un plus grand avantage en tirant une quantité de sang de la peau, dans le voisinage immédiat de la partie enflammée, qu'en le tirant d'une partie éloignée ; et que dans ce dernier cas la même quantité de sang donnée ne produiroit que peu ou point d'effet (1); il est bien difficile de se rendre raison de ce phénomène; puisque souvent il n'y a pas de communication directe des vaisseaux entre la partie malade et celle d'où le sang est tiré; entre la peau de la poitrine et les poumons, par exemple, et entre celle de l'abdomen et des intestins. Cette question paroît

(1) Cette pratique est un peu trop exclusive; il sembleroit qu'il faut, dans tous les cas, préférer les saignées locales aux saignées générales ; nous ne pouvons nous dissimuler qu'il est des médecins qui semblent avoir renoncé à ces dernières ; mais il en est d'autres aussi qui ont su se garantir de tout excès à cet égard : ceux-ci distinguent les cas. Ils emploient la phlébotomie de préférence aux sangsues, toutes les fois que l'organe enflammé est d'une texture molle et spongieuse, comme certains organes parenchymateux. Mais, au contraire, si le tissu malade

être de la même nature que celle-ci : pourquoi l'inflammation tend-elle à se communiquer aux parties contiguës, quoiqu'il n'y ait pas de communication directe des vaisseaux, des intestins aux parois de l'abdomen, et des poumons à ceux de la poitrine, *et vice versâ?* Je pense qu'avant qu'il y ait adhésion des parties, l'inflammation des intestins tend à se répandre dans les intestins contigus, de la même manière qu'elle se répand dans le cours des vaisseaux d'une partie enflammée ; car l'adhésion n'a lieu qu'après l'inflammation des surfaces.

Pour expliquer ces phénomènes, il faut faire attention à la sympathie qui existe entre différentes parties du corps par le moyen du système nerveux. Un fait curieux, que nous

---

est dense et serré, comme le sont les membranes séreuses, par exemple, rien alors ne peut remplacer les sangsues. Ce n'est pas non plus sur la situation anatomique des parties qu'il faut mesurer la distance qui les sépare, les communications et les sympathies sont à considérer ; c'est ainsi que dans l'hépatite on croiroit que les sangsues doivent être appliquées sur l'hypocondre droit, si l'expérience n'avoit prouvé qu'elles sont mieux placées aux vaisseaux hémorrhoïdaux, ce qu'il est facile d'expliquer par les anastomoses. (*Note du Trad.*)

développerons lorsque nous traiterons des phlegmasies, semble venir à l'appui de cette explication : dans les cas où l'inflammation existe dans une partie, et où la douleur est ressentie par la sympathie nerveuse dans une autre partie qui est saine ; cette dernière, si la maladie continue, s'enflammera aussi, quoique la cause de l'inflammation soit entièrement restreinte à la partie d'abord affectée, c'est ce dont on s'est bien assuré par l'ouverture des cadavres. Nous avons un exemple de cela dans quelques cas d'hépatitis. La douleur est souvent rapportée au sommet de l'épaule, il est clair cependant que dans le commencement cette partie n'est point malade, nous pouvons la presser et la frotter sans occasionner de douleur ; mais si la douleur y est rapportée pendant long-temps, elle devient, comme j'ai eu plusieurs fois occasion de l'observer, si sensible que le malade peut à peine supporter qu'on la touche. Si on guérit l'hépatitis par des moyens appliqués sur la région du foie seulement, la douleur de l'épaule se guérit aussi, et on peut la presser et la frotter comme auparavant.

Nous voyons donc que la saignée locale soulage non-seulement les vaisseaux de la partie d'où le sang est extrait, mais encore des parties qui sympathisent avec elle, c'est-à-dire, quelquefois des parties éloignées, mais toujours des parties voisines ; car toutes les parties voisines sympathisent. Ces observations conviennent aussi à la saignée générale : car puisque le cœur et les gros vaisseaux contribuent le plus à entretenir la circulation, il y a de l'avantage à tirer du sang des parties qui sympathisent le plus avec eux; d'où il résulte qu'il vaut mieux tirer du sang des extrémités supérieures que des inférieures.

Quant à ce qui regarde la manière d'agir des moyens employés pendant l'apyrexie, je ne rappellerai au lecteur qu'un petit nombre d'observations que j'ai déjà faites.

J'ai parlé de la manière dont semblent agir les médicamens donnés vers le moment où on attend l'accès. On ne peut attribuer les effets de plusieurs d'entre eux qu'à l'impression qu'ils font sur le système nerveux; car ils sont trop soudains pour qu'on puisse les attribuer à un autre changement produit sur d'autres parties. Ce n'est que de cette manière que nous pouvons expliquer les effets du quinquina lorsqu'on prévient le paroxysme par ce médicament, donné une heure et demie seulement avant le temps où il auroit dû venir; d'ailleurs lorsqu'on veut réfléchir aux observations du docteur Jackson, du docteur Monro et autres auteurs, savoir que, si on persiste à donner le quinquina, on guérit entièrement la fièvre, quoiqu'il soit toujours rejeté par le vomissement ou par les selles ; on est en droit de penser que de quelque manière qu'on l'administre, on doit attribuer les effets de ce médicament, dans la cure des fièvres intermittentes, à son action sur les nerfs de l'estomac et des intestins.

Les fréquentes guérisons des fièvres intermittentes par des affections de l'âme, prouvent qu'on peut les traiter par des moyens qui agissent entièrement sur le système nerveux.

FIN.

TABLE

DES CHAPITRES.

AVANT-PROPOS du Traducteur............ *Page* vij
Lettre du docteur Wilson Philip au Traducteur.. ix
Traduction de la Lettre du docteur Wilson Philip. xj
Discours préliminaire du Traducteur........... xiij

CHAPITRE PREMIER.

Des espèces et des variétés des fièvres intermittentes et rémittentes.................... *Page* 1
SECTION PREMIÈRE. Des variétés de la fièvre tierce.................................. 5
SECTION II. Des variétés de la fièvre quarte et de la fièvre quotidienne..................... 11

CHAPITRE II.

Des symptômes des fièvres intermittentes et rémittentes...................................... 14
SECTION PREMIÈRE. Des symptômes essentiels des fièvres intermittentes et rémittentes..... 15
1°. Des symptômes de la période du froid des fièvres intermittentes.................. *ibid.*
2°. Des symptômes des périodes du chaud et de la sueur........................... 25
SECTION II. Des symptômes anomaux des fièvres intermittentes........................... 29

SECTION III. Des symptômes propres aux différens types.......................... *Page* 38

SECTION IV. De la manière dont les différens types tiennent plus ou moins de la fièvre continue.......................... 47

SECTION V. Des maladies avec lesquelles se compliquent le plus souvent les fièvres intermittentes.......................... 51

SECTION VI. Du pronostic des fièvres intermittentes.......................... 56

SECTION VII. Des crises des fièvres intermittentes, rémittentes et continues.......... 81

CHAPITRE III.

Des apparences morbides découvertes par l'autopsie de ceux qui meurent des fièvres intermittentes. 102

CHAPITRE IV.

Des causes des fièvres intermittentes............ 109

SECTION PREMIÈRE. Des causes prédisposantes des fièvres intermittentes................ *ibid.*

SECTION II. Des causes excitantes des fièvres intermittentes.......................... 110

CHAPITRE V.

Du traitement des fièvres intermittentes.......... 138

SECTION PREMIÈRE. Du traitement pendant le paroxysme.......................... 139

1°. Des moyens à employer pendant l'accès du froid.......................... 141

2°. Des moyens à employer pendant l'accès du chaud........................ *Page* 144

Section II. Du traitement des fièvres intermittentes pendant l'apyrexie.................. 164

1°. Du régime et de l'exercice pendant la rémission ou l'apyrexie.................... 165

2°. Des médicamens employés pendant la rémission ou l'apyrexie.................... 176

CHAPITRE VI.

De la manière d'agir des médicamens employés dans les fièvres intemittentes................ 221

FIN DE LA TABLE DES CHAPITRES.

www.ingramcontent.com/pod-product-compliance
Ingram Content Group UK Ltd.
Pitfield, Milton Keynes, MK11 3LW, UK
UKHW020559230726
13926UKWH00005B/2105